在线健康社区中成员价值共创行为

Value Cocreation in Online Health Community

赵晶 著

U0383715

WUHAN UNIVERSITY PRESS
武汉大学出版社

图书在版编目(CIP)数据

在线健康社区中成员价值共创行为/赵晶著. —武汉：武汉大学出版社,2014.10

ISBN 978-7-307-14365-4

Ⅰ.在…　Ⅱ.赵…　Ⅲ.互联网络—应用—社区—医疗保健　Ⅳ.R1－39

中国版本图书馆 CIP 数据核字(2014)第 213322 号

责任编辑:赵恕容　　责任校对:鄢春梅　　版式设计:马　佳

出版发行:**武汉大学出版社**　(430072　武昌　珞珈山)

(电子邮件:cbs22@whu.edu.cn　网址:www.wdp.com.cn)

印刷:武汉中远印务有限公司

开本:720×1000　1/16　印张:11　字数:156 千字　插页:1

版次:2014 年 10 月第 1 版　　2014 年 10 月第 1 次印刷

ISBN 978-7-307-14365-4　　定价:25.00 元

版权所有，不得翻印；凡购我社的图书，如有质量问题，请与当地图书销售部门联系调换。

序　言

在传统的医疗服务环境中，病患没有太多机会参与医疗服务内容设计和诊治方案的讨论。但在今天，随着科学技术的不断发展、病患受教育水平的大幅提高，病患已经积累了大量的医疗知识，并将它们积极地运用于自身健康管理中。在当今社会，病患已经不再是被动地接受医疗服务，而是主动地与医疗服务者根据自身的情况共同制定诊治方案。此外，他们还积极地向医疗机构提供服务改进建议，参与与医学相关的科学研究，与病友共同讨论诊治过程中遇到的困惑，并对病患施以旁人无法替代的帮助和情感支持等。这些病患价值共创行为显著地提高了医疗服务的技术性质量和功能性质量，并大幅提高了病患的健康水平。因此，有学者指出在 21 世纪的今天，病患价值共创已经成为服务科学领域的研究热点和前沿问题。

病患价值共创已经吸引了众多学者的关注。前期研究表明病患价值共创行为具有多样性，并通过不同的模式实现，在其中病患发挥了不同的作用。病患价值共创可以带来很多正面的效果，如提高诊治效果、改善病患的心理健康状态、帮助医疗服务机构实现服务创新等。前期研究还表明并不是所有的病患都希望参与价值共创的过程，因为该过程具有很大的风险性，此外病患还需要付出诸多努力。

病患价值共创可以在很多情境下发生，如：日常生活中，工作中，与亲友和网友的交谈中等。但是，众多学者指出在线健康社区是病患进行价值共创的一个重要场所，因为在线健康社区的高度互动性和内容公开性可以帮助病患在这里进行在传统环境下无法实现的互动，可以接触到更多的病友，可以得到在其他环境中无法得到的知识。可以说在线健康社区是病患进行价值共创的沃土。在本书中,作者将首先介绍在线健康社区及其与普通虚拟社区的不同。其次,作者将介绍在线健康社区中成员进行价值共创的模式和行为方式。最后,作者将介绍影响在线健康社区成员进行价值共创的因素。本书将帮助学者和相关人员更好地理解在线健康社区,并通过在线健康社区的建立来帮助病患更好地进行健康管理和克服由疾病带来的困难。

本书得到国家自然科学基金青年项目(项目号:71302095)和中国博士后科学基金会的资助。最后在此书编写过程中,王奎同学也参加了资料翻译和整理工作,在此一并表示感谢。由于时间仓促,本书的内容难免会有一些不完善之处,敬请读者原谅。

目　　录

1

表 格 目 录

1

图　目　录

第一部分：在线健康社区简介

在线健康社区是一种特殊的虚拟社区，其成员多是罹患某种疾病的病患。他们加入在线健康社区希望能够得到在传统环境中无法取得的医疗知识和体验性知识。病患在在线健康社区中得到的体验性知识与医生提供的医疗知识形成了很好的互补，一起对病患的健康管理产生了重要的影响。此外，在线健康社区成员还希望能够从其他成员那里得到情感支持和相互鼓励。这些支持和鼓励对于病患克服由疾病带来的困难也起到了非常重要的作用。在本部分中，作者首先将讨论社区和虚拟社区的定义、分类、寿命周期、影响成员社会感的因素等。其次，作者将讨论在线健康社区的定义、成立目的、影响在线健康社区成功与否的因素，及成员加入在线健康社区可以得到的益处等。

第一章　社区与虚拟社区

一、社　　区

1. 传统意义上的社区定义

学者对社区的研究可以追溯到 20 世纪初 Tönnies 对于社区和社会差异性的讨论。作为最早研究社区的学者之一，在 1912 年，Tönnies 将社区与社会的概念区分开来，他认为社区是由居住在一起的人组成，他们通常之间具有亲密的、私人的关系。相反，社会指公共生活（Tönnies，1912）。此后，学者对于社区的研究通常从人类学角度出发，去研究社区的形成、演进等。社区成为人类学学者研究的重点和中心。在历史上，人类学家对于社区的定义超过了一百多个，并且彼此之间并未对社区的定义达成共识。但是他们对于社区的讨论大大促进了学者们对于社区这一社会现象的认识。在 20 世纪末，社区也逐步进入管理学者的研究视野，并且吸引了越来越多管理学者的关注。

在有关社区的讨论中，学者们讨论的一个热点问题为究竟什么是社区，众多学者还对社区提出了不同的定义。例如：Tönnies 1967 年曾提出在人类社会中存在三种社区。第一种社区是亲友社区，即由住在一起的、有亲密血缘关系的家庭成员组成的社区。这类社区成员之间存在着非常紧密的关系，并且彼此能够影响他人的行为和决策。第二种社区指居住地社区，即由居住在同一区域内的邻居和居住者组成的社区。在这类社区中成员间通常有着共同的信念、价值观和行为方式。他们彼此之间的关系可能不会像第一种社区中成员间的关系那么紧密，但是他们也会彼此产生一定的影响，如攀比心理会对邻居的购买行为等产生影响。第三类社区指精神社区，如朋友之间通常有着非常紧密的关系、非常相似的思维方式。虽然精神社区的成员可能不居住在一起，可能没有共同的血缘关系，但是他们有着非常相似的思维方式，如有着共同喜爱的歌星和影星、有着共同喜爱的食品和运动方式等。此外，Tönnies 还指出这三种类型的社区是不可以截然分开的，在很多情况下，它们在时空和地理空间上具有交叉性。比如，亲友社区的成员可能也是居住地社区的成员，居住地社区的成员可能也是精神社区的成员。更有甚者，有些成员可能同时是三类社区的成员。

此后，Heller 在 1989 年提出自己对社区的分类，并指出在人类社会中存在三种类型的社区。第一类社区是居住地社区，即由地理位置而确定的社区，如一个城市或者一个村庄就是一个社区。第二类社区是关系社区，在该类社区中成员间通常有着社会关系和共同的兴趣和爱好。这种共同的社会关系和共同的兴趣爱好把成员集合在一起，成为一个彼此间紧密相关的社区。第三类社区是指有着共同政治利益者组成的团体。从以上的划分和定义中可以看出 Tönnies 和 Heller 对于社区的划分和定义有一定的重合度，但是 Heller 将政治利益团体也视为一种类型的社区。

还有一些学者通过讨论社区的组成要素来定义社区。Karp 等 1977 年时曾指出一个社区的存在需要三种要素的支撑：①社区成员间持久不断的互动。社区成员间必须存在互动，这样社区成员间才能够建立起相互紧密的关系，彼此之间才会产生相互的影响。否则它就如同一盘散沙，是人群的简单集合，因此也称不上是一个社区。②社区成员间共享的特性和价值观。社区成员间共享的价值观和特性是把成员紧密联系在一起的纽带。价值观和特性也是区分不同人群的一个重要的标准，因为它们直接影响了人的思维和思想，并在人的行为和决定上烙下深深的烙印。此外，当人们持有不同的价值观时，也不会彼此保持紧密的联系，这也是我们通常所说的"道不同不相为谋"。③社区存在于一个特定的地理位置，即这个社区在什么地方。因为在历史上，由于交通和通信方式的限制，通常社区只产生于生活在同一区域的人们中。因为生活在不同区域内的人们很难相遇，并进行交流和互动。当人们搬离一个地方后，由于通信的不便利，慢慢地就会与原有的所属社区脱离。这种脱离不仅仅指地理位置上的脱离，还包括心理上的疏远和陌生。因此在历史上，居住于同一地理区域是社区成立的一个重要元素。

2. 学者对社区定义的再认识

以上所谈的有关社区的定义都是传统上的定义。随着社会的变迁，通信和交通方式的发展，以上定义已经不能够适应现在社会的实际情况。所以，在1984年的时候O'Carrol指出，社区应该是和谐的、有凝聚力的，但是同时，社区内部成员间也存在结构上的差异。例如，在任何一个社区中都存在领导者和普通成员。有时候领导者的领导地位是成员在互动过程中逐步形成的，有时候是通过成员推选而产生的。同时一个人可以属于不同的社区，并可以在不同的社区中承担不同的角色。如在一个社区中，他可能是社区的领导者，但是在另外一个社区中，他可能只是一个普通的成员。

在科技高速发展的当今社会，人们可以通过非传统方式加入某一社区。如随着互联网技术的发展和移动通信技术的普及，人们可以依托高科技的支持加入一些虚拟社区、与从未谋面的人交友。因此，历史上学者对社区的定义已经不能够适应社会的发展。Lawrence 1995年将Karp等对于社区的定义进行了改进，并提出构成一个社区的三个要素为：①社区成员间的持久互动。社区成员间必须存在长期的、持续的活动。这是一个社区存在的最基本的形态指标。②一个社区必须有自己的标准，即社区中必须存在所有成员必须遵守的法律标准和行为实践标准。这样社区成员间的行为才能够受到约束和规范，才能够保障一个社区的内部和谐性。③成员准入标准，即必须具备什么条件才可以成为一个社区的成员。这也是一个社区成立的非常重要的标准。Lawrence对于社区的定义更加强调了社区的纪律性和规范性，更加强调了社区并不是对人群的简单划分和集合，而是一个有组织、有纪律的团体。此外，Lawrence对于社区的定义更加贴近一个组织的内在本质。Lawrence对于社区的定义可以帮助我们更加清楚地观察和认识在当今社会存在的一切社会现象和社区团体。

二、虚 拟 社 区

虚拟社区的兴起是 20 世纪末和 21 世纪初的一个非常重要的社会现象。它的出现对人们的生活和学习产生了巨大的影响。虚拟社区与传统意义上的组织截然不同，因为社区成员间的互动是通过互联网实现的，很多成员彼此之间并不知道对方的真实身份，甚至从来未曾谋面。有学者将虚拟社区定义为在计算机网络中存在的一系列的社会关系的总和，这些社会关系通过不断的接触和互动产生。也有学者将虚拟社区定义为在互联网技术支持下进行互动的人群，他们有着共同的兴趣或目标。

（一）虚拟社区的分类

虚拟社区与 Tönnies 1967 年提出的精神社区非常相似，只不过社区成员通过互联网进行交流和互动，并且社区成员可以来自于地球的任何角落，而不会受到地理位置和时差的影响。另外，虚拟社区与 Lawrence 1995 年提出的组织型社区非常相像，因为在虚拟社区中也存在社区标准和行为规范。有的学者甚至提出虚拟社区是传统社区在虚拟世界中的延伸。虚拟社区成员在虚拟社区中所作所为和真实社会中的行为没有本质上的差别，只是在互动和讨论中成员不需要实体性的出现。也有学者强调虚拟社区中关系的建立是非常重要的，因为共同兴趣是虚拟社区成员走到一起，组合成一个真正社区的最根本原因和动力。虚拟社区不但为成员交换和分享信息提供了便利，还为他们寻求社会和商业需要创造了条件。

Hagel 等提出，虚拟社区可以满足人们的四种需求：兴趣、关系、交易和幻想。因此也可以把虚拟社区划分为四类社区。

（1）兴趣社区。兴趣社区指由一些具有相同兴趣、专业技能和爱好的人组成的虚拟社区。例如"timezone. com"是一个由爱表人士组成的虚拟社区。社区的成员通过在线和离线的交谈和互动满足了成员个人的需求，并且他们的互动和交流还创造了可观的经济价值。

（2）关系社区。关系社区的成员通常希望通过加入某一虚拟社区来与他人分享自己的生活经历。这些生活经历通常是他们生活中非常重要的事件，如丧偶、离婚、罹患重大疾病等。在这些情境下，人们通常希望能够找到一个人去倾诉自己的内心苦闷与不幸，希望能够得到他人的理解和支持。虚拟社区的出现很好地满足了很多人在此方面的需求。

（3）交易社区。交易社区指成员在这类虚拟社区中进行信息的交流以促进经济交易行为的实现。"wine. com"就是一个为广大经营者和消费者提供酒信息，并支持在线酒交易的虚拟社区。

（4）幻想社区。幻想社区让人们有机会在一个虚幻的世界中进行互动。现实生活中此类虚拟社区的例子举不胜举，例如九城、Red Dragon Inn 等虚拟社区都为人们创造了一个虚幻的情境，以供人们去拥有一个虚幻的身份。

（二）虚拟社区的生命周期

如同任何人类组织一样，虚拟社区也有生命周期。学者们对于虚拟社区生命周期已经展开了很多讨论。Wegner 等（2002）发现建立一个虚拟社区需经过五个阶段：潜在期、联合期、成熟期、管理期和转型期。Andrews（2002）也曾提出虚拟社区的成长过程会经历三个时期：虚拟社区的创立期、鼓励早期的互动、自我维持的互动状态。Iriberri 和 Leroy（2009）对虚拟社区的成长周期进行了更加清晰的划分。他们将一个虚拟社区从最初的建立到最后的消亡分为五个阶段：启动期、创建期、成长期、成熟期和消亡期。

1. 启动期和创建期

当人们需要寻求信息、帮助、娱乐或者有交友需求的时候，虚拟社区就具有了建立的可能性和必要性。人们需求的不同、参加社区的人个性的不同会对虚拟社区的愿景产生影响。如在由糖尿病患者组成的虚拟社区中，成员间共同的愿景是与疾病作斗争，如何更好地进行自身健康管理，提高自身健康水平。在由电子游戏爱好者组成的虚拟社区中，成员的共同愿景就是如何更好地提高游戏水平。在虚拟社区成立的初期，每一个虚拟社区都有自己的制度与规范。这些制度与规范可以帮助虚拟社区管理者来规范成员的行为和交流方式，保证社区互动过程中的聚焦性。在虚拟社区成立的初期，必要的技术支持是不可缺少的，因为虚拟社区成员间的互动需要电子邮件、bbs、讨论室、聊天屋等技术的支持（Iriberri，Leroy，2009）。

2. 成长期

当有足够的成员加入虚拟社区后，社区进入了成长期。此时，社区文化和社区认同开始慢慢地形成。随着社区成员间互动的增加和互动经验的积累，社区成员开始使用共同语言和词汇进行交流和沟通，成员们也开始慢慢地选择自己希望以一种什么样的角色出现在社区的互动中。在虚拟社区中，沟通和参与过程中的礼仪和规范也逐渐形成。有一些成员会带领其他成员进行讨论，有一些成员会自发地进行支持，更多的成员会提供信息以让讨论进行下去。渐渐的，一些成员成为虚拟社区中的领导者，而其他成员则成为跟随者甚至是只读信息而不发言的沉默者。有一些成员自愿地提供信息，而其他成员则免费地使用这些信息。这些特征在虚拟社区成长期非常的普遍（Iriberri，Leroy，2009）。

3. 成熟期

当虚拟社区进入成熟期后，社区需要更加清晰和规范的管理，如对贡献者的奖励措施、分群以保障兴趣相投的成员可以更加自由地讨论感兴趣的话题。在这个阶段社区得到了加强，成员间彼此之间的信任和持久的关系开始形成。在虚拟社区成长的整个过程都不断有新成员的加入，一些需求得到满足的老成员的离开。新成员的不断加入推动了虚拟社区的进化过程，因为每一个新成员的加入都带来了新的想法和观点，他们的角色都有可能发生变化。有一些虚拟社区进入成熟期后会保持长期的稳定性但是有一些虚拟社区在进

8

入成熟期后仍然进行着变革以保持成员的兴趣和提高成员间的互动性（Iriberri，Leroy，2009）。

4. 消亡期

有一些虚拟社区进入成熟期后失去了前进的动力，管理人员不再花心思和精力去思考如何更好地提高成员参与的兴趣和积极性，如何管理和经营一个成熟的虚拟社区。在这样的虚拟社区中，成员会发现社区中的内容质量会慢慢地下降、社区成员的行为也不具有组织性、其他成员的参与热情不高。因此成员自身也会慢慢地对参加社区的讨论不再有兴趣。对他们来讲，访问社区已经成为一种负担，而不是一种享受。这样的社区会慢慢走向衰亡（Iriberri，Leroy，2009）。

纵观虚拟社区从最初建立到最后的衰亡，众多因素影响了社区的成功，如社区成员的心理因素、人机互动、成员间的社会支持、对成员贡献行为的奖励、社区成员的社区感等。Iriberrihe 和 Leroy 发现在虚拟社区发展的不同阶段，不同的因素会对社区的成功产生影响。在启动期，虚拟社区的创建者应该有明确的社区目标，并且应该把这个目标清晰地在社区主页等地方进行展示（Maloney-Krichmar，Preece，2005）。其次，创建者应该识别和关注潜在成员的兴趣，并将自己社区的兴趣向成员清晰地展示（Wagner 等，2002）。再次，虚拟社区的创建者应该建立明确的规章制度来规范成员的行为，当有冲突发生时也可以依据这些规范进行冲突的调解。最后，在启动期，每一个虚拟社区都应该建立自己的"商标"，并且应该有足够的资金来支持社区的建立。

在创建阶段，虚拟社区的创建者应该开始关注支持成员间互动和支持社区目标实现的技术元素。在前一阶段影响虚拟社区成功与否的因素此时会发挥更大的作用。因此，此时虚拟社区的创建者应该更加关注潜在成员的需求，并且确保社区中各项工具的可用性（Hummel，Lechner，2002）、平台的可靠性（Maloney-Krichmar，Preece，2005）和用户个人信息的安全性（Andrews，2002）。当成员加入一个虚拟社区后，他们都希望自己的隐私信息能够得到保护，这在前期的研究中也被证实。此外，用户也都希望拥有自己的个人身份，以便对其他用户进行区分和识别，进而促进成员间的互动和交往。

进入成长期后，成员的口碑传播会对虚拟社区的成功与否带来影响。此外，大量听众开始知晓社区，并进行访问，最终成为新成员加入社区。虚拟社区中社区文化、共同语言、共同历史、角色和规范等开始逐渐形成。在这个阶段创建者必须保证新成员来访问和加入的社区、虚拟社区中的内容是高质量的和不断更新的。此时，明确地表明虚拟社区的管理者或发起者身份可以提高成员对虚拟社区的信任（Andrews，2002；Leimeister 等，2004），并且获得更多有声望的组织的支持也会对虚拟社区的发展带来推动作用。另外，还有学者提出组织一些离线活动会带来口碑效应、吸引新的成员，进而推动虚拟社区的发展。最后，对于游戏社区而言在成长阶段为成员提供个人化定制会提高成员的认同感和归属感，因为游戏社区的成员更希望有自我定制化的交互界面（Hummel，Lechner，2000）。

进入成熟期后，虚拟社区的管理者应该思考的问题是如何保证社区的持续成功。由于进入成熟期后，虚拟社区的成员大幅增加，成员感兴趣的话题和关注点都会有所不同，因此学者们建议虚拟社区的管理者建立分群、让分区的志愿管理者来管理分群、组织在线活动、对于成员的参与和贡献进行奖励（Andrews，2002；Ginsburg，Weisband，2004）。对虚拟社区进行分群不但可以降低管理的工作量，还可以提高成员间的互动（Maloney-Krichmar，Preece，2005；Jones，Rafaeli，2000）。对于成员贡献行为的奖励可以提高成员的忠诚度和参与互动的积极性。当虚拟社区进入成熟期后如果管理人员管理得当，虚拟社区则进入一个健康的稳定期，否则将走向衰败。

（三）虚拟社区成员的社区感

1. 虚拟社区成员的社区感

社区感指人们对自己与一个社区之间关系的认识和感知（Koh，

Kim，2004）。有时候学者将其定义为社区成员对自己与其他成员之相似性的感知和承认自己与其他成员之间存在相互依存的关系。McMillan 等认为一个成员的社区感有四个维度：①成员表示个人觉得自己属于某一社区；②成员认为自己能够让自己的社区有所变化，即成员认为通过自己的行为可以推动、减缓、促进或阻止某一变化的产生；③社区成员认为社区中的资源能够保证他们自身需求的实现；④社区成员之间有情感联系，因此他们将会彼此分享自己的历史、时间和经验等。

虚拟社区与传统社区有着一定的差别，并且这些差别会对成员在社区中的行为和认知产生影响，如成员的匿名性、成员在社区互动中的沉浸性和成员行为的自愿性和自发性都会给成员在虚拟社区中的社区感产生影响。因此有学者提出，在虚拟社区中成员的社区感有三个维度：①成员感。即虚拟社区的成员可以明确和清晰地感觉到自己是某一虚拟社区的成员。②影响性。成员可以通过自己的行为来影响虚拟社区中其他成员的行为。③沉浸性。虚拟社区成员在社区中互动时可以有"流"（flow）的感觉（Hoffman，Novak，1996）。学者们将"流"的感觉定义为在以计算机为媒介的环境中，网络成员间在网络中畅游时产生的感觉（Koh，Kim，2004）。Koh 等在 2004 年时将虚拟社区感定义为虚拟社区成员对自己在社区中的成员身份、影响力和沉浸感的感知。他们的定义反映了虚拟社区成员在情感、认知和行为方面对自己成员身份的认知和评价。

2. 影响虚拟社区成员社区感的因素

虚拟社区成员的社区感受到多方面因素的影响。首先，虚拟社区领导者的热情会影响社区成员的社区感。因为他们的行为和态度会让成员觉得社区具有活力，并且社区领导者的热情会鼓励成员间的相互关爱和让成员更加关注自己的虚拟社区（Koh，Kim，2004）。有学者指出领导者的涉入程度对于一个虚拟社区建立是非常有用和必要的。此时，社区的领导者可以是指定的领导者，也可以是成员自发地承担领导者的功能和职能。还有学者还指出在对一些虚拟社区成员进行采访时，有很多社区成员都提出在社区最初建立的阶段，虚拟社区成员间的关系通常受到社区领导者的努力程度的影响。如果一个虚拟社区的领导者经常出现在社区中，对其他成员关爱，并对社区的工作花费很多时间和精力的话，社区成员很容易就会对该虚拟社区产生社区感，并且对社区的活动非常的忠实。但是在不同的虚拟社区中，领导者的热情程度对成员社区感的影响程度可能会有所不同（Koh，Kim，2004）。如在互助社区中，一个热情的、乐于助人的领导者可以促进成员社区感的快速形成。但是在一个 B2C 的社区中，领导者的热情对于成员社区感形成的影响力就会有所下降。

其次，离线会面可以弥补虚拟社区中社会存在感的不足。根据社会存在理论，社区成员存在感会影响虚拟社区成员的社区感。成员的存在感受到多方因素的影响，而离线会面可以与其他多方影响因素产生互补的效果。Rothaermel 等提出离线交流是解释虚拟社区成员嵌入感、强化关系建立过程的重要因素。通过离线行为，虚拟社区成员可以更加清楚地认知自己在虚拟社区中结识的朋友，进而他们更容易理解其他成员，并对其他成员产生信任感，甚至会对其他成员产生强烈的认同感。人们在现实生活中形成的关系和友情可以扩展到虚拟世界，虚拟社区成员在虚拟世界中形成的关系和联系也可以通过现实生活中的接触得以加强和拓展（Koh，Kim，2004）。

再次，虚拟社区的可享用性可以影响虚拟社区成员社区感的形成与变化。虚拟社区的可享用性指社区成员认为社区的内容和成员间的互动具有娱乐性。前期的研究表明可享用性可以让虚拟社区成员产生愉悦、满意等态度变量上的变化。Moon 和 Kim 也发现可享用性是消费者接受互联网的内在心理驱动因素。此外，可享用性也可以影响虚拟社区成员的沉浸感及"流"。因此，可享用性会让虚拟社区成员觉得在与其他成员互动的过程中他们对于享乐需求得到了满足，进而会让他们对社区更加忠诚，这会促使他们虚拟社区感的形成，即会提高虚拟社区成员的沉浸感和成员感（Koh，Kim，2004）。

最后，虚拟社区的形成方式会对成员社区感产生影响。Blanchard 和 Horan 将虚拟社区分为基于实体社区的虚拟社区和兴趣社区。但是有时候虚拟社区可能会同时属于两种类型的社区。比如有一些兴趣社区最初在离线环境下生成，然后成员通过互联网进行联系和活动，即实体社区转变为兴趣社区。因此有学者提出虚拟社区的形成方式应该分为离线形成的虚拟社区和在线形成的虚拟社区(Koh，Kim，2004)。绝大多数在线生成虚拟社区是基于成员间的共同兴趣，并且在成员间的互动过程中他们的共同兴趣得到了强化。成员与虚拟社区间的联系是自发的，他们可以自由地选择自己参与社区互动的形式。常见的在线生成的虚拟社区包括游戏网站和电子商务网站(Koh，Kim，2004)。对于这些在线生成的虚拟社区，他们的成员在加入社区之前通常并没有互动的经历。在这些虚拟社区形成初期，成员间通常存在"弱联系"，因此成员身份和影响力较低。但是对于离线形成的虚拟社区而言，如同学会和校友会，组织内和组织间的工作性质的虚拟社区等，成员间在虚拟社区成立之前已经有了很多的互动与交流，甚至很多时候成员间已经有了强联系。综上所述，相对于离线形成的虚拟社区而言，在线形成的虚拟社区里社区领导、可享用性、离线会面对于社区成员形成社区感发挥更大的作用。

(四)虚拟社区为成员创造的利益

学者们通常使用"使用和满意"(Use，Gratification)模式来分析某一媒体为使用者带来的利益(Katz 等，1974)。根据这个方法，一种媒体通常会为使用者带来：①认知利益，即使用者通过该媒体获得信息，并利用这些信息去强化他们对于环境的理解；②社会整合利益，即强化人们和他人的关系；③个人整合利益，即强化个人的可信性、身份地位和自信心；④娱乐或情感利益，即强化审美或者愉悦的经历。该研究方法已经被广泛地应用于多个研究环境。学者们发现在不同的研究情景下，一个媒体为使用者创建的利益的具体内容会依照研究情境的不同而有所不同，但是利益的分类是稳定的(Nambisan，Baron，2009)。

1. 认知利益

在虚拟社区中成员获得了大量的知识（Nambisan，Baron，2009）。这些知识有可能是与产品相关的，如如何使用某种产品、在某类别产品中哪个品牌的产品质量更可靠、产品相关科技知识、产品市场知识，或者产品使用的知识等。成员在虚拟社区中有关产品的讨论就像线下产品社区。交换的知识可能在复杂程度上也存在差异：交换承载大量过去产品知识的高水平信息或者对之前的知识涉及甚少的低水平互动。这些讨论也能够促进成员关于产品及其使用方法的共同知识的形成，而这些一般是通过消费者之间的持续互动而产生和分享的（Rothaermel，Sugiyama，2001；Wasko，Faraj，2000）。在虚拟社区中的这些有关产品的信息不单单对虚拟社区成员非常有价值，对一些产品开发部门的工程师来讲也是非常宝贵的，因为他们从这些信息中可以知道消费者的真实需求、未被满足的需求及如何才能更好地满足消费者的需求。这些为产品开发和改进提供了创作的灵感。

虚拟社区成员间的讨论和分享的知识可能还与如何完成某项工作或任务相关，如一些虚拟社区的成员在一起讨论如何烘焙糕点、如何编写程序、如何设计产品等。虚拟社区成员间的这种互动和交流可以帮助成员获得必要的知识，以帮助他们顺利地完成工作。最后，成员在虚拟社区中分享的知识还可能与如何克服生活中的困难相关，如很多虚拟社区是有关成员互助的社区。他们在一起共同讨论自己在生活中的困惑、遇到的难题等。成员间相互讨论、相互交流自己如何克服这些困难的经验。这些信息和知识对于虚拟社区成员如何更好地进行个人生活管理、克服现实生活中的困难、提升生活质量提供了帮助。

2. 社会整合的利益

在虚拟社区中，社交背景由参与的成员共同定义。虚拟社区成员在互动和交流中慢慢地会形成一定的交流方式和行为方式，并且这种行为方式和交流方式会得到广大成员的认可和遵循。这种社交背景的形成影响着虚拟社区成员在社区中的互动和行为。虚拟社区的成员必须自觉地遵守这些交流方式和行为方式，否则就会受到社区管理者，甚至其他成员的"制裁和惩罚"。在这种大的社交背景下，遵循公认规范和制约的虚拟社区成员会在长时间里不断地与其他成员进行互动，慢慢地发展朋友关系，并且从这些关系中获得收益（Nambisan，2002）。虚拟社区中这种社会关系为消费者提供的利益包括提高社会归属感和社会身份（Kollock，1999）。

首先，通过这种稳定的朋友关系会让虚拟社区成员获得声誉利益（Nambisan，Baron，2009）。例如在产品社区中，成员间彼此相互关联的基础就在于他们都归属于产品的使用者或者关注者。也就是说，与产品相关的互动或者故事讲述对消费者辨别同类消费者和建立连接彼此的规范和价值来说十分重要。同样，与产品相关的讨论深度越高，虚拟社区成员对彼此的产品相关的问题就有着更深的相互理解（Algesheimer，Dholakia，Herrmann，2005）；而相互理解对建立宽容意识或者社区中的强社会身份非常重要（McAlexander等，2002）。因此，虚拟社区成员在一个持续时间内展示自己的产品专业知识会促使其从中获得身份地位（Fuller等，2004；Jeppesen，Molin，2003）。其次，在大部分产品支持背景中，那些提供产品相关解决方法的虚拟社区成员需要收到来自其他成员关于自己意见效果有多好或者多有用的反馈。这种回馈对虚拟社区成员对自己意见效果的评估非常重要，进而促使成员获得自我效能感。虚拟社区为成员获得的社会整合利益具有很大的价值，例如以往有关品牌社区的相关研究（McAlexander，Schouten，Koening，2002；Muniz，O'Guinn，2001）已经证实这种社会身份和关系蕴藏着巨大的商业价值和社会价值。还有很多学者发现在虚拟健康社区中成员间形成的朋友关系可以帮助他们更好地与病魔作斗争，因为成员们知道在这个世界上还有很多和他们一样面临着或者曾经面临着相同疾病带来的类似的困难，会让他们觉得他们不再孤单，因而会有更大的勇气和决心与病魔作斗争。

3. 个人整合的利益

个人整合利益涉及虚拟社区成员通过与其他成员的活动和交流而获得声誉或者身份上的收益（Nambisan，Baron，2009）。首先虚拟社区成员在知识分享和信息贡献的过程中会提高自我效能感（Katz 等，1974）。自我效能感指人们认为自己拥有通过采用某种行为而获得理想结果的能力（Bandura 等，1996）。也有学者将其定义为个体在面临某一活动任务时的胜任感、自信、自珍、自尊方面的感受。自我效能感与自信有着相似之处，但是却有着本质的差别。自我效能感是自信心创建的基础或条件，自信心是自我效能感的高层次表现。虚拟社区是成员展示他们知识和解决问题技巧的场所。例如，虚拟社区成员通过与其他成员提供产品相关的帮助和支持可以提高他们在其他成员和供应商人群的专家身份和声誉（Harhoff，Henkel，von Hippel，2003；Wasko，Faraj，2000）。凭借他们的贡献，虚拟社区成员可以影响其他成员对产品使用行为，以及厂家的产品改善方案产生影响。因为能够产生这种影响，虚拟社区成员就可能获得自我效能感（A Sense of Self-efficacy）（Kollock，1999）。在以解决生活中困难为目标的虚拟社区中，成员间的信息分享也可以让某一位或者某些成员在社区中建立起专家的形象。当其他成员遇到新的问题的时候，就会向他们寻求帮助。这种专家身份的建立同样也会提升虚拟社区成员的自我效能感。

4. 娱乐或情感利益

成员在虚拟社区中的互动也能够成为非常有趣、愉快，以及令内心备感刺激的经历（Nambisan，Baron，2009）。在与产品相关的虚拟社区中，成员间的互动和讨论的话题通常围绕着产品的特征及使用背景而展开。在讨论过程中，虚拟社区成员通常会得到很大的愉悦感（Muniz，O'Guinn，2001）。因为成员间的相互讨论可以满足成员们对产品的好奇心，甚至会让成员有一种顿悟的感觉。例如，在对这种反应的讨论中，有位消费者就提到，"那真是一个成对的顿悟时刻啊——不仅让我突然明白产品在使用时是如何发生功效的，而且它的简单纯粹提供了另一个非常酷的味道"。同样的，虚拟社区成员从解决产生使用问题中也能够获得精神和智力上的快感（Nambisan，Baron，2009）。一般来说，在问题讨论中与产品相关的内容的深度越高和多样性越强，要求的创造性和问题解决技巧程度就越高（Prahalad，Ramaswamy，2003），进而消费者经历的心理刺激就越强。在一些以提供社区帮助为主题的虚拟社区中，成员加入社区的目的就是为了寻求社会帮助，降低自身心理上的苦痛感。在这种类型的虚拟社区中，因为成员间身份的匿名性，大家可以畅所欲言，大胆讲述自己内心的苦痛，而其他成员通常也会毫不吝啬自己的时间和感情来对这些成员进行情感上的安慰和帮助（Josefsson，2005）。这些帮助可以很大程度上降低虚拟社区成员的内容苦痛感，让他们有勇气和力量去面对生活中的困境。参见图1-1。

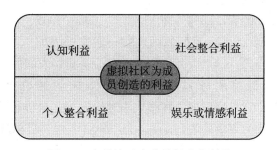

图 1-1 虚拟社区为成员创造的利益

第二章　在线健康社区

一、在线健康社区的定义

(一)在线健康社区的定义

在线健康社区是一种特殊的虚拟社区。成员加入这些在线健康社区来寻求信息、情感支持和与他人沟通的机会(Josefsson，2005；Krcmar 等，2002；Zhao 等，2013)。Josefsson(2005)将在线健康社区定义为"一群因不可控的原因走到一起来的人们"。在线健康社区通常是由病患、信息服务机构或医疗服务机构发起的，并为病患提供在传统医疗服务系统中不能实现的沟通机会(Johnson，Ambrose，2006)。病患加入在线健康社区通常是希望通过他人的帮助来改善面临的艰难处境(Josefsson，2005)。这一目标将原本素不相识的人们带到了一起，并影响了他们在在线健康社区中的行为。因为有相似的经历，在线健康社区成员更加能够理解彼此、懂得同伴们需要什么样的信息与帮助，因而可以更好地帮助别人。相互信任在在线健康社区中是非常重要的，因为相互信任的关系会让成员们毫无顾忌地进行真实的自我剖析，并将敏感的私人信息与他人分享(Leimeister 等，2005)。此外，互联网技术和移动通信技术的发展也使得在线健康社区成员间的沟通不再受到时间、空间和社会地位的影响(Josefesson，2005；Krcmar 等，2002；Leimeister 等，2005)。

(二)在线健康社区存在的外部环境

在线健康社区产生的外部环境包括驱动力、互联网支持、社区成员的经历和知识。成员加入在线健康社区的驱动力将在线健康社区与其他虚拟社区区分开来(Preece，1999)。在线健康社区通常是由病患发起和维护的。这些病患在罹患疾病后的生活发生了巨大的改变，如丧失了生活的自理能力、丧失了工作能力等。这些巨大的改变使他们心理上产生巨大的痛苦。因此他们有新的需求和需要，他们需要通过新的方式与疾病和由疾病带来的生活变故作斗争(Josefesson，2005；Lazarus，Folkman，1984)。另外，一些慢性病的患者也需要通过更加有效的方式来了解自己的疾病并与疾病作斗争。因此，Preece(1999)曾指出虽然在线健康社区也采用网页设计，也需要不同的互动技术的支持，但是在线健康社区与其他兴趣类虚拟社区间存在截然的差异。

病患与自己所处困境作斗争的主要方式是学习与疾病相关的知识和寻求帮助。当得知自己罹患某种疾病后，病患会通过各种途径去学习相关知识，如向自己的朋友、自己的医生和其他病友学习知识。并且他们希望得到的知识不仅仅是专业的医疗知识，还有可能包括一些经验性知识，如吃了某种药后会有什么副作用，当副作用发生时会有什么感觉等。这些知识会让病患对疾病有更深刻的认识。但是从不同途径获得的知识的可信性和是否可以找到相关知识进行学习是每一位病患面临的挑战(Eysenbach，Diepgen，1999)。虽然在互联网上有大量的医疗信息存在，但是这些过量的信息通常会给病患带来信息加工和学习的困难，并且有些信息对于病患来讲并不适用。

当病患得知自己罹患某种疾病后，他们与病魔作斗争的另外一种行之有效的策略就是去与其他病患接触收集其他病患关于如何与这种疾病作斗争的经验。他们可能积极地参与到病患之间的讨论中，也可能仅仅是静静地倾听其他病患对自己经历的陈述。无论哪种方式，这些信息都会对病患的诊治过程带来巨大的帮助。在线健康社区为病患间此类型的沟通与信息交流提供了必要的支持

（Preece 等，2004）。此外，在线健康社区还为病患的相互帮助提供了场所。病患罹患疾病后，很多情况下他们会觉得周边的人，甚至自己的好友和家人无法体会和理解自己的经历和感触。在线健康社区的病友们通常有相同的经历和相似的感受。当他们谈起自己的经历和感受时会产生共鸣感。这让他们觉得不再孤单，会觉得自己能够得到别人的理解，有人与自己一起和疾病抗争，自己再也不是孤军奋战。这种病友之间的相互情感和精神上的支持会大大提高病患面对疾病和与疾病作斗争的勇气。在线健康社区能够帮助病患满足以上三类需求，帮助他们在虚拟的环境中找到与自己经历相似的病友，共同与疾病作斗争。

（三）时空间隔

在在线健康社区中，病患可以与其他社区成员进行同步或者非同步的交流与沟通。相比较于其他在线虚拟社区，这种成员间的同步和非同步的沟通是非常重要的，因为病患在自己患病的时候通常会有特殊的需求，而且这种需求是非常独特的，是其他类别虚拟社区成员可能不会有的需求。例如，在与病魔作斗争的过程中，病患可能不断地在问自己，我是不是真的很勇敢（Wright，1983），我是否可以做到这些，是不是只有我才会害怕疾病等。在与其他病友进行沟通的过程中，病患会发现并不是只有自己才会有这种想法，并不是自己才会在病魔面前胆怯，自己的所想所思具有合理性和普遍性，进而他们也不会对自己觉得悲观失望。在与其他病友进行交流的过程中他们彼此会分享自己的想法、感受、经历和情感的变化，这些交流和分享会让他们觉得自己不再孤单，进而让他们觉得自己是某一个团体的一员，产生一种强烈的归属感。但是在现实生活中由于时间和空间距离的影响，病患通常不能够接触到那么多与自己相似经历的病友，在线健康社区的存在为病患之间的此类交流和沟通创造了条件，会让病患找到能够与自己进行无障碍沟通的人，能够与自己共同与病魔作斗争的人。

（四）基础设施支持

在线健康社区的成功发展也受到基础设施的支持和影响。例如如果一个在线健康社区的服务界面和服务功能设计都非常人性化，那么病患在与其他成员进行沟通的时候就会有更好的沉浸感或者"流"。相反，如果在线健康社区的设计非常地不人性化，服务界面不够友好，那么这会让病患感到在线健康社区没有促进他和其他病患间的沟通与交流，反而可能会让他们觉得有障碍，或者让他们觉得访问社区的经历不够愉悦。这会让病患离开社区，转而到其他在线健康社区中与病友进行互动。因此，在在线健康创建的初期，在线健康社区的管理者或者发起者应该花一定的时间和精力去思考和设计人性化的服务界面和人性化的服务功能，使病患访问社区的时候能够真正地感受到自己的访问经历可以减弱疾病对自己的影响，而不是使他们原本已经困难的境遇更加雪上加霜（Preece，2000；Josefesson，2005；Kollock，1998）。

此外，在线健康社区在建立初期，管理者和发起者应该思考虚拟社区的服务器使用问题，是使用自己的服务器，还是租用商业公司的服务器。因为随着社区成员人数的不断增加，服务器维护和服务器的稳定性也会对成员之间互动产生影响。试想，如果一个网站非常的不稳定，经常登录不上，那么在尝试几次后，人们就会放弃登录该网站。对于在线健康社区来讲，他们也面临同样的问题。如果服务器不够稳定，经常登录不上，或者经常报错，那么很多成员会在进行几次尝试后离开该在线健康社区。在人患有疾病的情况下，他们的耐心程度可能会远远低于普通的健康消费者（Josefesson，2005）。

（五）在线健康社区的成立目的

在线健康社区成立的目的是帮助那些患病，并因此处于困难处境的人们（见图2-1）。具体而言，在线健康社区成立目的有：

（1）为病患提供社会支持。病患在罹患疾病后通常会觉得非常孤独无助。虽然家人和朋友会给他们很多情感上、精神上和物质上

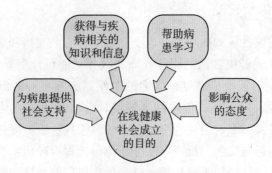

图 2-1　在线健康社区成立的目的

的支持，但是很多时候他们仍然会觉得自己的亲人、朋友无法理解他们的感受、他们的需求。他们的这种内心无限的孤独感会让他们对疾病产生恐惧感，会觉得自己可能无法战胜疾病，或者会让他们觉得自己对未来失去了希望。很多病患在此情况下都希望能够找一个真正的"知音"，一个真正能够理解自己感受的人。与自己有相同经历，患有相同疾病的病友无疑是最好的选择。在线健康社区的存在使病患的这种需求得到了满足（Josefesson，2005）。在现实生活中，很多在线健康社区都是由病患自己发起创立的。他们创建这些社区的初衷就是找到能够与自己进行交流、能够真正理解自己的人（Josefesson，2005）。

　　（2）获得与疾病相关知识和信息。在线健康社区成立的第二个目的是帮助病患找到自己所需信息（Josefesson，2005）。病患在罹患疾病后都会迫不及待地想知道与该疾病相关的信息，这些信息不但包括该疾病是如何被诊断出来的、医生如何对该疾病进行诊治、病患通常会接受哪些检查，还包括不同的诊治方式会给病患带来什么样的影响和让病患有什么样的体会。在传统的环境下，病患只能够通过一些传统的途径去收集信息，但是这些信息的真实性和可获得性可能存在问题。例如，病患可以从医疗工作者那里获得相关的医疗知识，但是医疗工作者不能告诉病患在诊治过程中每一位病患会有什么样的体会，会有什么样的情感变化。但是这些经验性的知识对于病患来讲却是非常必要和重要的。在线健康社区的出现为病患进行讨论提供了场所，病患讨论的内容通常会围绕以上几个方面展开。这些信息的存档和积累会帮助社区全体成员，会让他们得到自己想要的所有信息，并且会帮助他们更好地与自己所患疾病作斗争（Zhaot 等，2013）。

（3）帮助病患学习。在线健康社区的存在可以帮助病患进行知识的创造和学习（Josefesson，2005）。病患在在线健康社区中的讨论和互动过程是一个知识创造和知识学习的过程。在讨论过程中，通常会有成员提出问题，这个问题会启发其他成员对自己的经历、自己的思想进行反思和深刻的思考。这种思考和反思的过程就是知识创造的过程。在线健康社区的成员将自己的思考和反思的结果以大家都能够理解的方式描述出来，并发表于在线健康社区。这些知识对于社区中所有的病患都是非常重要的。那么病患进行思考和反思并将自己的思考内容进行公布的过程就是一个知识从隐性知识到显性知识转变的过程（Nonaka，Takeuchi，1995）。转换出的显性知识非常容易被其他成员理解和学习。这些学习到的知识会在成员自己的知识体系中得到积累。成员也会把学习到的知识运用到自己日常与病患做斗争的过程中。此外，当其他成员有类似问题的时候，他们也会与其他成员进行分享（Jayanti，Singh；2010）。

（4）影响公众的态度。在线健康社区的成立还具有对公众进行教育的目的（Josefesson，2005）。在现实生活中很多公众对于很多疾病带有偏见或对某些疾病了解不足，甚至有错误的知识。在线健康社区的成立后，大量成员进行相关的讨论会让公众对该疾病有更加深刻的了解和认识。有时候在线健康社区讨论内容会引起公众对某一类病患的关注，会意识到其实在这个社会上有这样一个团体因为患了某种疾病而遭受了很多磨难，而这种磨难对这样病患来讲是不公正的。这些病患应该受到这个社区的关怀与爱戴，而不是歧视与隔离。例如，在我国很多乙肝病毒携带者在现实生活中就受到了诸多的歧视，如在入学时、在找工作时他们都有可能会因携带乙肝病毒而被拒之门外。但是很多时候罹患乙肝或者感染乙肝病毒并不是由他们自身原因造成的。他们在社会中受到了很多不公正的待遇。当这些乙肝病毒携带者或者乙肝患者在在线健康社区中进行大量相关讨论的时候，他们的讨论和呼声会引起社会的关注，会帮助大家更好地理解他们，进而也会让相关的部门管理者更加人性化地对待他们。

（六）在线健康社区成员的特征

在线健康社区的成员有的是罹患某种疾病多年的病患，有的是刚刚得知自己患有某种疾病的人。有些成员来自于特定的区域，有些成员可能来自于其他国家。在线健康社区成员背景的不同，导致他们的特征也有很大的差异，因此有学者提出在线健康社区的成员特性跨度非常大（Finn，1999）。但是也有学者提出，在线健康社区的成员一般来讲具有较强的移情能力（Preece，1998；1999）。在与其他成员进行交流的过程中，他们能够很好地体会他人的感受，并结合他人的实际情况给予帮助。首先，在线健康社区的成员能够设身处地为他们着想。设身处地地为他人着想是一个认知的过程，能够让成员间更好地相互理解，并且让成员们乐于花费时间和精力去预测其他成员的行为和情感（Chartrand，Bargh，1999；Williams，2007）。设身处地为他人着想让在线健康社区的成员更加乐意为其他需要帮助的成员提供情感支持，与他们分享自己的医疗知识，并把自身的经历描绘出来帮助其他成员更好地克服当前的困难处境。此外，设身处地也促动成员更加关注其他成员的利益，关注相互关怀和相互帮助（Zhao 等，2013）。

其次，移情关怀是移情效应的情感方面，它指当人们听到别人不好的故事或经历时产生的情感（Davis，1980）。移情关怀会让在线健康社区的成员实施无私的利他行为，因为移情关注会让社区成员产生相应的情感，这种情感会影响社区成员与其他成员进行活动的动机，并且决定了他们互动的方式。在帮助其他成员的过程中，成员也向其他成员展示了自己的能力和知识。这也会帮助其他成员更好地了解谁能够给自己提供所需信息和帮助（Zhao 等，2013）。

二、成员从在线健康社区获得的益处

成员加入在线健康社区后可以得到多方面的益处。

(一)获得经验性知识和相关的医疗知识

成员加入在线健康社区的最大益处之一是他们可以获得必需的知识，并将这些知识运用于与病魔作斗争的过程中。在线建设社区中成员间的互动也是知识创造和知识共享的过程(Jayanti，Singh，2010)。在线健康社区的成员经常会在社区中提出自己的问题，这些问题会激发其他成员的知识创造的行为，因为他们在回答这些问题的时候需要进行思考，去想自己有没有类似的经历可以帮助这个成员，或者他们可能会去其他网站等地方搜集相关的信息(Jayanti，Singh，2010)。成员间分享的这些信息可以满足病患对于相关医疗知识学习的需要。此外，成员在在线健康社区中分享的知识不但有医疗知识，还有经验性知识。这些经验性知识对于病患与病魔作斗争来讲非常必要。因为每一位病患在与疾病做斗争的过程中都希望知道这个疾病或者某种诊治方式对于病患来讲到底意味着什么，例如，如果我吃了某种药的话会有什么副作用、具体感觉如何，如果我采用了哪种诊治方案会有什么后果等。这些知识通常是医生无法提供的，因为从医生的角度来讲，他们虽然掌握着大量的医疗信息，但是他们缺乏体亲身体验，所以无法提供体验性信息。所以在线健康社区中成员间分享的体验性知识是非常宝贵的，并与医生提供的专业性医疗知识形成互补，共同帮助病患成功地摆脱疾病给他们带来的困境。

此外，在线健康社区中的知识对于医疗服务人员来讲也是非常宝贵的，因为通过阅读社区成员间的讨论，医疗服务人员可以获得有关病患情感的知识(如病患得知患有某种疾病后的情感变化)、病患在诊治过程中的感觉及对医疗服务态度(如是否愿意或想接受某项诊治)。这些知识有助于医疗服务人员设计合理的诊治方案、提高服务质量和与病患互动的效果，并且医疗服务人员难以从课本或课堂中得到这些知识（Nambisan，Nambisan，2009；Zhao 等，2013）。

（二）获得社会支持

在线健康社区成员加入社区后获得的另外一个益处是成员间的相互支持。病患在罹患疾病后通常会觉得非常的孤独，因为周边的人不能够真正地体会他们的痛楚（Josefesson，2005）。有病患曾经谈到过自己患病后的感触："在患病 26 年期间，我一直感到孤独和隔离。我的朋友和家人努力地表示他们理解我的痛楚，但是我不能和他们谈我所得的疾病……"也有一位成员谈到过自己的经历："你觉得你感到疼痛，但是医生们却找到不到任何证据来证明骨折、擦伤、伤口或者其他疼痛的理由。第二天疼痛的地方不同了，但是还在持续……在这里你会发现有很多人和你有一样的经历，他们能够完全理解你的感触。"在在线健康社区中，由于成员间有相似的经历，因此他们能够很好地相互理解，相互支持。这种相互理解和支持会帮助社区成员更加有勇气地去面对疾病，而这种相互的理解和支持，病患通常在其他地方是得不到的。有位在线健康社区成员曾经表达过他加入在线健康社区后的感触："在这里，其他成员完理解我在经历着什么，并且帮助我理解我的病症。我也帮助在线健康社区的成员去克服当前的困难，让他们知道他们并不是唯一的与相同疾病作斗争的人。"（Zhao 等，2013）。

（三）所获得的信息帮助病患做出正确的治疗决策

在线健康社区的成员在互动过程中不但学习到了很多相关的医疗知识，并且学习到了很多体验性的知识。这些知识可以帮助病患对疾病及各种诊治方案有了更加科学化和感性化的认识，因此在进行医疗决策选择的时候，他们也能够很好地权衡利弊，选择一个对自己来讲最有力的诊治方案。试想，如果病患没有足够的相关知识，那么他们在就医的过程中就会觉得一头雾水，不知道到底怎样才会对他们最有利。病患在深刻了解疾病和相关诊治方案后，他们的决策就会更加理性化和科学化，这样在后期的诊治过程中他们对所发生的一切也都会有相应的思想准备和科学合理的预测。所以在后期诊治过程中，病患和医疗机构也会面临较低的风险。此外，由于病患对于诊治过程和其中自己的经历有所了解，他们也会更加积极地配合诊治方案的实施，这会提高医疗诊治的效果（Zarcadoolas 等，2006）。

（四）成员间无障碍性的互动和沟通

首先，如上所述，病患之间的相互帮助和支持对于病患克服由疾病带来的困难，成功地与病魔作斗争是非常重要的。但是很多时候病患很难在现实生活中找到那么多的病友，并与他们相互交换自己的经历和自己掌握的医疗知识。在线健康社区的出现使病患的这一需求得到了满足。在线健康社区的成员可以是来自于某一城市的病患，也可以是来自于很多国家的病患（King，Moreggi，2007）。如 BCmet. com 是一个针对乳腺癌病患的在线健康群体，他们的成员来自于美国、加拿大等官方语言是英语的国家。这些成员在群体里相互支持，相互帮助，他们甚至还成立了区域性的实体分部，成员定期见面，组织一些有意义的活动。因此，在线健康社区的出现使病患间的沟通不再受到地域的限制（Finn，Lavitt，1994；King，Moreggi，2007）。此外，在现实生活中，一旦人们搬家到了一个新的地区，他们与原有朋友和邻居的联系和交往会受到地域间隔的影响，彼此之间的关系和联系会慢慢疏远下来。对于在线健康社区的成员来讲，即使他们搬家去了另外一个地区，另外一个国家，只要他能够上网，他与原来病友之间的联系还会维持（Finn，Lavitt，1994）。

其次，在线健康社区的出现使成员间的沟通不再受到社会身份地位的影响（King，Moreggi，2007）。在现实生活中，人与人之间的沟通通常会受到社会身份地位的影响，如社会中处于上层社会的人可能不会与处于社会底层的人分享自己的想法和经历，更不会谈到他们患病后的感触和情感变化。但是在虚拟社区中每一位成员的身份都是匿名的，彼此之间并不知道对方的真实身份。所以，在线健康社区成员身份的匿名性能够保证成员间的沟通与交流不会受到成员社会身份地位的影响（King，Moreggi，2007）。

再次，在线健康社区成员之间的交流与互动不会受到时间间隔的影响（King，Moreggi，2007；Kurtz，1997）。在线健康社区成员间的交流可以是即时的，也可以是非同步的。成员有问题时可以在社区中发布新帖，看到帖子的在线成员可以即时地回复信息，也可以与提出问题的成员进行即时性的沟通与互动。但是很多时候，成员间的沟通和互动并不是同步化和即时的。可能帖子发出一段时间后才会有其他成员看到，并进行了回复。在成员进行了回复后一段时间后发帖者才进行查看。因为在线健康社区可以存储每一个成员的回复，因此成员间的交流与沟通可以不受到时间间断性的影响，这在现实生活中是很难实现的（Kurtz，1997）。

最后，在线健康社区成员之间的交流与沟通不会受到时差的影响（King，Moreggi，2007）。只要成员想发表自己的建议，想寻求帮助，他们就可以登录自己所在的在线健康社区，并发信息，这些信息瞬间就会在社区的网页上呈现，或者以电子邮件的形式发送给其他成员。其他成员，不管他们是居住在地球的哪一个角落，如果刚好在线或者在查看信箱，他们就会收到这些信息，就可以加入讨论，回复信息。由此可见，在线健康社区成员间的互动与沟通是不会受到时差影响的。参见图 2-2。

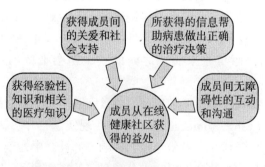

图 2-2　成员从在线健康社区获得的益处

虽然在线健康社区给成员们带来了诸多益处，让他们更好地与病魔作斗争，更好地进行自我健康管理，但是也有学者提出，在线健康社区中的信息可能存在错误（Madara，1997）。因为在线健康社区成员并不是专业的医疗工作者，他们对于专业医疗知识的理解可能存在偏差。如果他们对专业医疗知识的理解存在一定的偏差，并在社区中与其他成员进行分享的话，很有可能会给其他成员带来不良的影响。因此，病患在在线健康社区中寻求医疗知识和经验性知识的时候应该存有一定的警惕性和批判性。

三、如何建立一个成功的在线健康社区

一个成功的在线健康社区表现为成员在该社区中产生很强的社会认同感，认为自己是该团体的一员。在社会认同感的驱动下，社区成员能够积极地与其他成员进行互动，并希望继续自己的社区成员身份。学者们对于如何建立起一个成功的在线健康社区也进行了一定的讨论。

（一）成员对在线健康社区的信任会提高在线健康社区成功的可能性

Leimeister 等 2005 年曾提出成员对在线健康社区的信任及成员间的相互信任会提高在线健康社区的成功可能性。Zhao 等人也发现社区成员间的相互信任会提高成员维持成员身份的意图（Zhao 等，2013）。因为，当成员彼此之间信任的时候，他们通常会觉得他们之间有着共同的价值观和愿景。共同的价值观和愿景会促进成员保持彼此之间的联系和互动。此外，当成员之间存在彼此信任的时候，他们通常不会担心自己会受到其他成员的算计或者被其他成员出卖，这种信任会降低他们在互动过程中的交易成本、风险和不确定性，这也会降低成员离开在线健康社区的可能性。此外，当成员对一个在线健康社区信任的时候，他们通常会更乐意去访问这个社区，养成访问该社区的习惯（Zhao 等，2013）。在线健康社区成员间的凝聚力和持续访问该社区的习惯保证了一个在线健康社区的成功。Zhao 等人（2013）研究发现在线健康社区成员间的换位思考和网络密度可以提高成员之间的基于认知的信任；成员间的移情关注、自我效能及社区的网络密度可以提高成员间的基于情感的信任。

Leimeister 等人在 2005 年指出提高在线健康社区的透明度，会提高成员对社区的信任感。他们指出：

（1）在线健康管理者应该在网站上明确地标注提供者的地址和名称（Leimeister 等，2005）。当在线健康社区是由一个声誉良好的研究机构或者医疗机构开设的时候，人们会认为该在线健康社区的内容肯定具有专业性，因而成员会对该在线健康社区的能力给予很高的评价，这样就会提高成员对于该社区基于能力的信任。相反，如果该在线健康社区由一个名声不佳的医疗机构发起的话，病患们会认为这样的一家机构开办在线健康社区肯定别有意图，或者对该社区内内容的真实性和科学性产生怀疑。

（2）在线健康社区应提高反馈机制的透明度（如让成员有通过电子邮件或其他方式向信息提供者进行反馈的机会）（Leimeister 等，2005）。在线健康社区成员之间的互动是信息的双向流动过程。信息的流动不但满足了社区成员对于各种知识和各种信息的需求，也激发起社区内部知识创造和知识学习的不断循环。在线健康社区为成员提供反馈的机会，恰恰能够满足信息流动的需要。因此，在线健康社区在建立初期就应该考虑到如何能让成员之间有一个通畅的反馈和沟通途径，能够满足成员之间同步化沟通的需要。在线健康社区提高反馈机制的透明度能够提高成员对该社区能力的信任，因而会觉得自己加入这个在线健康社区能够得到自己需要的知识。

（3）在线健康社区应该明确地标注社区的成立目的和希望为哪些群体提供信息（Leimeister 等，2005）。这信息的提供能够明确地让成员知道自己在这个社区中能够得到什么，自己加入这个社区是不是合适，即自己是不是这个在线健康社区的目标客户群。这些信息的提供也能够规范社区成员的行为，让他们知道自己在这个社区中哪些行为是和社区的宗旨相一致的，哪些是与社区的宗旨相违背的。在线健康社区明确标注社区的成立目的和希望为哪些群体提供信息可以提高成员对该社区的基于善意的信任，让他们觉得在线健康社区对他们非常关爱。

（4）在线健康社区应该明确地标注每一个帖子的作者和数据来源（Leimeister 等，2005）。明确标注数据的来源可以提高成员间基于能力的信任和提高成员对社区的基于能力的信任。当数据和信息来自于社区中有名的成员，或者数据来自于某一项著名研究机构或著名学术研究期刊的研究成果时，社区中的成员通常会觉得这些信息的可信度和可靠性高。相反，如果这些信息来自于一个从来没有听说过的成员之口，或者研究数据来自于一个声誉不好的研究机构，那么成员们就会觉得这些数据的可靠性和可信性较低。此外，明确地标注每一个帖子的作者和数据来源信息也会帮助成员们积累自己在社区中的声誉。当一个成员发表有用的信息越来越多时，社区中的成员渐渐地就会记住这个 ID 名，会知道他是一个非常有能力、能够提供丰富有用的信息的成员，即会建立对其的基于能力的信任。

（5）在线健康社区提高信息真实性的透明度（Leimeister 等，2005）。当在线健康社区提高了信息真实性的透明度，成员们能够非常容易地识别哪些信息是可以相信的，哪些信息可信度较低。这样会帮助成员更加方便地使用这些信息。因此提高信息真实性的透明度会提高成员对社区的基于能力的信任。

（6）在线健康社区应该明确保证信息质量的制度和方法（Leimeister 等，2005）。在线健康社区可以通过奖励和处罚的方法来保证社区中信息的质量。如在线健康社区对于那些提供高质量信息的成员给予星级奖励，并且将奖励信息公开。这样每一位成员都会知道哪些成员一向向大家提供有用可靠的信息。因而当他们有问题的时候，他们也会向那些乐于帮助别人的成员求助，或者当他们需要信息的时候他们会采纳那些星级评价高的成员的建议。由此可见，在线健康社区确保信息质量的制度和方法会提高成员对社区的基于能力的信任和对其他成员的基于能力的信任。

（7）在线健康社区应该将广告和其他信息进行明确的区分（Leimeister 等，2005）。由于绝大多数的在线健康社区都是非营利性组织，社区中的服务通常都是免费的。为了维持经营，它们的经费通常来自于一些捐助，而社区成员通常不支付任何费用。但是很多时候这些捐助并不能够支持一个在线健康社区的运营，所以有一些在线健康社区出售一些广告席位。很多情况下这些广告信息与该社区成员的病情高度相关。这些信息的出现一方面会满足一些成员对于一些与医疗相关的商业信息的需求，另一方面也会让成员觉得这些商家是为了从他们身上赚取利润。如果在线健康社区的管理者能够清楚地将这些信息与社区中自己的信息进行区分，那么一方面会方便成员对于这些信息的查询，另一方面也不会影响成员对于社区的态度和观点，不会让成员认为社区与那些商家存在联合关系，也希望从自己身上赚取利润。在线健康社区将广告和其他信息进行明确区分会提高成员对在线健康社区的基于善意的信任。

（8）在线健康社区应该公开财务和资助信息（Leimeister 等，2005）。如上所述，很多在线健康社区通过获得捐助来维持自己的经营。但是，有时候在线健康社区的成员可能会怀疑社区是否在打着帮助病患的幌子来搜刮社会的资助。因此，在线健康社区应该公开财务信息和资助信息，让每一位成员都可以非常容易地查询到自己所在的在线健康社区的每一项收支情况。这样的管理措施会提高成员对自己所在社区的基于善意的信任，会坚定成员的信念。

（9）在线健康社区应该公开合作伙伴的信息（Leimeister 等，2005）。很多时候在线健康社区都有自己的合作伙伴，如一些医疗机构和科研机构。这些合作伙伴的声誉也会影响到在线健康社区的运营。如果这些信息不公开的话，在线健康社区的成员可能会猜测，谁是我们申请的合作伙伴呢？我们提供的这些信息又会被什么机构所使用呢？这种猜测和疑虑会影响成员在社区中的讨论，会让他们有所顾忌。公开这些信息会消除成员在以上几方面的顾虑，进而会提高他们对于所在社区的基于善意的信任。

（10）在线健康社区应该明确用户信息收集方式和用途（Leimeister 等，2005）。在参加在线健康社区后，很多用户都会谈一些非常隐私的问题。在发布这些信息时他们都或多或少地担心自己的这些信息是否会被泄露；同时他们也担心在线健康社区收集了他们哪些信息，这些信息中有没有非常敏感的个人信息等。对于信息安全的顾虑已经成为影响人们在在线健康社区中互动的一个主要因素。因此在在线健康社区的管理者应该明确地表示自己会收集用户的哪些信息，这些信息会被用作什么用途，自己收集信息的方式是什么等。这些信息的公布会提高在线健康社区成员对社区的基于善意和基于能力的信任。

（二）在线健康社区成员的社会认同感会提高在线健康社区成功的可能性

社会认同感指人们根据一些人口统计指标（如性别、年龄、受教育程度等）或一些明显的组织身份将自己归于某一群体（Tajfel，Turner，1985），是一种觉得自己属于某一群体分类的感觉（Ashforth，Meal，1989；Dutton 等，1994）。根据社会认同理论，每一个个体都有特质性自我和社会性自我（Tajfel，Turner，1985）。当人们描绘自我的时候，他们通常会超越特质性自我，把自己和其他人归到不同的社会群体（Brewer，1991；Tajfel，Turner，1985）。这种归类会帮助人们将社会环境进行很好的排序和整理，并将自己放在一个特性的社会环境中（Turner，1985）。因此社会认同就是个体将自己与某一团体成员进行比较的结果。社会认同感一旦形成，人们在心理上就会把自己与所属群体的成员，与这个群体的兴衰荣辱紧密地联系在一起（Foote，1951；Tolman，1943）。他们乐意支持这个团体，并且为这个行为感到高兴、骄傲或者悲伤（Stryker，Serpe，1982；Turner，1982，1984）。

社会认同感会影响在线健康社区成员的行为。Zhao 等发现在线健康社区中成员的社会认同感会影响他们是否希望继续留在该社区的意图，即身份维持意图（Zhao 等，2013）。在线健康社区中的绝大多数成员都是慢性病患者、罹患绝症的患者，和无法自理的患者（Cline，1999）。他们因疾病而遭遇的困难处境很难在短期内解决。他们希望能够从其他病友那里得到一些有用的知识和信息，希望能够得到他人的理解和关怀。在线健康社区满足了他们对以上各方面的需求。长期不断地访问在线健康社区能够让他们得到不断更新的知识和及时的相互帮助。这些都能够帮助他们很好地与疾病作斗争。当成员对他们所在的在线健康社区存在高度认同感的时候，他们会对他们的社区非常忠实（Ashforth，Meal，1989）。大量忠实成员的存在会提高一个在线健康社区成功的可能性（Zhao 等，2013）。

首先，Zhao 等研究表明在在线健康社区中成员间基于诚信的信任会影响成员对他所在的在线健康社区的社会认同感。在线健康社区成员彼此交流自己对于一些忌讳的看法与观点、个人情感变化和自己的经历。这些信息是非常敏感和私密的，但是对于其他病患克服他们当前的困境是非常有用的。如果在一个在线健康社区中成员间存在基于诚信的信任，那么成员就乐于与其他成员进行互动和交流（Nahapiet，Ghoshal，1998），因为他们不需要担心别的成员的机会性行为，不需要花过多的精力去想如何保护自己免受机会性行为的伤害（Blau，1964；Jarillo，1998）。因此，成员间彼此的互动会提高他们对在线健康社区的社会认同感（Ashforth，Meal，1989；Turner，1984）。

其次，成员间基于仁爱的信任也会提高在线健康社区成员对于社区的社会认同感。当在线健康社区成员彼此间存在相互关爱的时候，他们会对其他成员的个人需求非常敏感，甚至会觉得其他成员面临的困难就是他们自己的困难（Holmes，Rempel，1989；McAllister，1995）。因此，他们会尽全力去互相帮助（Homles，Rempel，1989），如提供情感帮助，分享医疗知识，分享个人经历。所以在线健康社区成员间基于仁爱的信任有利于提高整个社区的凝聚力，这又会进一步促进成员社会认同感的形成（Ashforth，Meal，1989；Turner，1984）。

再次，在线健康社区成员间的共同愿景也会提高社区成员对社区的社会认同感（Tsai，Ghoshal，1998）。在线健康社区成员加入社区的目的就是克服由疾病带来的困难处境（Josefsson，2005）。这个共同愿景把原本分散和彼此不认识的病患带到了一起，并且这个共同愿景影响了成员间互动的方式和行为，如共同愿景降低了成员彼此间误解的可能性，鼓励成员间的资源交流（Tsai，Ghoshal，1998）。其他一些学者也曾指出共同愿景让人们更加团结，让人们之间的合作成为了可能（Cohen，Prusak，2001）。在线健康社区成员间互动和交流的增加进一步提高了成员对社区的社会认同感。

最后，在线健康社区成员间的共同语言也会提高成员对社区的社会认同感。在线健康社区成员间的共同语言能够促进成员间的有效沟通和互动，因为共同语言能够促进成员间的相互理解（Nahapiet，Ghoshal，1998），促进成员间形成恰当的交谈方式和行为规范（Lee，2009）。有效的交谈方式和行为规范进一步会提高社区的凝聚力（Watson，Papamarcos，2002）。在这样凝聚力强的团体内，成员很容易形成很强的社会认同感（Ashforth，Meal，1989；Turner，1984）。

（三）科学的设计过程对在线健康社区成功与否的影响

Kremar 等人（2002）认为科学的设计过程是影响一个在线健康社区成功与否的关键性因素之一。他们提出在线健康社区的创始人或领导者在进行在线健康社区设计时应该将成员的社会和科技需求转变为对系统的需求，从而设计出更加能够满足成员需求的、人性化的系统。他们通过对前期研究的总结得出了以下一些结论。

（1）在线健康社区的设计过程应该是一个互动和不断调整的过程。在在线健康社区的计划阶段，社区的管理者和发起者就应该考虑到用户的需求，并且尽量邀请目标用户加入到社区的设计中来。社区的管理者和发起者应该通过访谈和调研等方式充分地收集目标用户的需求，并对这些数据进行分析、归纳和总结，去看目标用户有哪些特殊的要求和普遍的要求，并思考如何将这些社会技术需求转换为具体的系统设计要求。此外，在线健康社区的管理者和发起者也应该参考以前其他社区的成功设计经验，并在设计中加以采纳和实施。此外，在在线健康社区的设计过程中，互动的过程是多轮的，而不是一蹴而就的。在第一轮设计完成后，管理者和设计者可以邀请更多的目标用户来试用该系统，并收集他们的反馈信息。对反馈信息进行研究和分析后，管理者和设计者需要对系统设计进行调整和改进。最后，用户的需求是在不断发生改变的，这可能是由于不断地有新成员加入在线健康社区，有老成员离开社区，也有可能是因为现有成员的状况发生了改变，进而导致他们的需求发生了改变。不管怎样，在线健康社区的管理者和创建者在社区的运营过程中需要不断地去收集成员的新需求，并根据这些需求对系统进行相应的调整和改进（Kremar 等，2002）。

（2）在线健康社区的管理者和创建者应该让未来用户参与到系统的设计中。在系统设计的初期就让未来用户参与到设计过程中可以避免出现南辕北辙的现象，因为如果一开始管理者和创建者将系统设计建立在一个错误的用户需求的基础上，那么在后期的经营中，这个在线健康社区也很难取得成功。在线健康社区的管理者和创建者应该通过情境讨论、原型展现等形式让未来的使用者对系统的设计有初步的认识和感觉，让设计的过程更加透明化。当设计进一步开展后，未来用户的普遍性需求就会变得越来越具体，在设计初期的一些错误也就会被及时地识别出来，并被改正。但是在很多时候，目标用户对于系统和如何使用这些系统并不是很熟悉，并且很多时候他们的健康状况也会限制他们对系统的想象和具体化。因此在线健康社区的管理者和创建者应该有足够的耐心。在社区设计的最初阶段，在线健康管理者和创建者甚至可以邀请一些咨询人员加入团队，来共同设计系统的雏形或者一些基本的构想。当系统已经具有一定的形态后，再邀请未来用户加入到设计过程中。此时系统的一些基本概念和基本构架已经存在，未来用户不会有太大困难去具体化和可视化这些功能（Kremar 等，2002）。

科学化的管理会影响在线健康社区的成功。Kremar 等人（2002）还提出，创建一个成功的在线健康社区，管理者和创建者除了关注以上设计过程中的管理和控制外，还应该关注社区内容的质量。在线健康社区的内容应该是非常全面的，因此在线健康社区的管理者和创建者应该考虑实施和采用标准化的质量保证过程。与一些有资质的医疗机构进行合作，并邀请他们为社区提供高质量的医疗知识是非常必要的。其次，社区的管理对于创建一个成功的在线健康社区也是非常重要的。当成员提出问题后，他们应该得到及时的和内容准确的回答，因为这些问题可能直接关系到病患会采用何种诊治方式、会直接影响病患的未来健康。为成员及时提供内容准确的答复不单单要依靠成员间的相互关爱和互动、相关合作机构的支持，还依靠社区的管理。因为社区的科学化管理才能够及时识别出用户的不同需求，并采用不同的方法进行应对。最后，社区成员对一些隐私信息非常敏感，因此在必要的时候在线健康社区的管理者和创建者可以考虑让成员匿名参与讨论(Kremar 等，2002)。

表2-1 中总结了学者们从不同领域对在线健康社区开展的研究及其主要研究结果。

表 2-1　　　　　　　　　在线健康社区研究总结

研究重点	作　者	题　目	研究发现
在线健康社区成立宗旨	Josefsson (2005)	Coping with illness online: the case of patients' online communities	在线健康社区成立的宗旨是帮助病患克服由疾病带来的困难处境
如何设计成功的在线健康社区	Kremar、Arnold 和 Leimeister (2002)	Virtual communities in health care: the case of 'Krebsgemeinschaft. de'	社会技术应该运用于在线健康社区设计中，必要时应该运用必要的管理工具
	Leimeister、Ebner 和 Kremar (2005)	Design, implementation, and evaluation of trust-supporting components in virtual communities for patients	在线健康社区设计过程中，社区管理者或者创建者应该使用信任支持组件
在线健康社区成员间的互动过程	Preece (2001)	Sociability and usability in online communities: determining and measuring success	在线健康社区成员间的移情作用是社区中的一个关键性因素
	Preece 和 Maloney-Krichmar (2003)	Online communities: focusing on sociability and usability	在线健康社区成员间的移情效应来源于他们的类似经历
	Nonnecke 和 Preece (2000)	Lurker demographics: counting the silent	在线健康社区成员在讨论参与方面要比其他类型的虚拟社区成员更加活跃

续表

研究重点	作　者	题　目	研究发现
在线健康社区成员间的互动过程	Nonnecke 和 Preece（2003）	Silent participants: getting to know lurkers better	在线健康社区成员间互动水平比其他类型虚拟社区中成员的互动水平高
加入在线健康社区的益处	Finn 和 Lavitt（1994）	Computer-based self-help groups for sexual abuse survivors	在线健康社区成员间交流不会因为成员搬家到异地而中断
	Kurtz（1997）	Self-help and support groups: a handbook for practitioners	在线健康社区成员间交流不会因短期中断而影响交流的质量
	Madara（1997）	The mutual-aid self-help online revolution	在线健康社区成员提供的信息可能是错误的或者有误导性
	Zarcadoolas、Pleasant 和 Geer（2006）	Advancing health literacy: a framework for understanding and action	在线健康社区成员间互相帮助可以降低健康风险，提高生活质量
	King 和 Moreggi（2007）	Internet self-help and support groups	在线健康社区成员间互动不会受到时间、地点、个人背景的影响。成员可以与更多的病友进行交谈
在线健康社区成员的价值共创行为及其影响因素	Zhao 等（2013）	Trust, empathy, social identity, and contribution of knowledge within patient online communities	在线健康社区中成员间的相互信任和移情效应可以影响成员的知识贡献行为。成员间相互信任和成员的社会认同感会影响成员间的移情效应

续表

研究重点	作 者	题 目	研究发现
在线健康社区中成员价值共创行为及其影响因素	Zhao 等（2013）	Building trusting relationships in online health communities	成员间的相互信任会对成员知识贡献行为和成员身份维持意愿产生不同的影响。成员间的移情效应、成员的自我效能、社区网络密度会对成员间的相互信任也会产生不同的影响
	Zhao 等（under review）	The influence of social capital on knowledge creation in online health community	成员间相互信任和共同语言通过网络密度影响在线健康社区成员的知识创造行为。在线健康社区成员的知识创造会进一步提高他们成员身份维持意愿
	Zhao 等（accepted）	Patient value co-creation in online health communities：The effects of social identity on knowledge contribution and membership continuance intention	在线健康社区中成员对社区的社会认同感会影响他们在社区中的知识贡献行为。在线健康社区成员互动过程中形成的相互信任和认知资本通过社会认同感或者直接或者间接影响成员的知识贡献水平
	赵 晶、汪 涛（2014）	社会资本、移情效应与虚拟社区成员的知识创造	在线健康社区成员间的移情效应会影响成员知识创造水平（知识组合化和知识外显化）。社区中的社会资本对成员间的移情效应产生影响

续表

研究重点	作　者	题　目	研究发现
在线健康社区成员价值共创行为及其影响因素	Jayanti 和 Singh（2010）	Pragmatic learning theory：an inquiry-action framework for distributed consumer learning in online communities	在线健康社区成员间的学习过程是一个实用性学习过程。成员间的互动启发了其他成员的知识创造行为，并且成员间的相互学习为下一轮的知识创造奠定了基础。此外，成员学习到的经验性知识是对他们从医生那里得到的医疗知识的必要补充
	Nambisan 和 Nambisan（2009）	Models of consumer value cocreation in health care	在线健康社区成员进行的价值共创行为有四种模式，并且它们在其中起着不同的作用

参 考 文 献

[1] Ashcroft, J. J. , Leinster, J. S. , Slade, D. P. (1986) " Mastectomy vs breast conservation: psychological effects of patient choice of treatment", in Watson, M. , Creer, S. (eds), Psychological issues in malignant disease, Pergamon Press, Oxford, pp. 55-71.

[2] Algesheimer, R. , Dholakia, U. , Herrmann, A. (2005) " The social influence of brand community: evidence from European car clubs", Journal of Marketing, 69, pp. 19-34.

[3] Andrews, D. C. (2002) " Audience-specific online community design", Communications of the ACM, 45(4), pp. 64-68.

[4] Bandura, A. , Barbaranelli, C. , Caprara, G. V. et al. (1996) "Multifaceted impact of self-efficacy beliefs on academic functioning", Child Development, 67, pp. 1206-1222.

[5] Blanchard, A. L. , Horan, T. (1998) " Virtual communities and social capital", Social Science Computer Review, 16(3), pp. 293-307.

[6] Blau, P. (1964) " Exchange and power in social life", Wiley, New York, NY.

[7] Blumstein, P. , Kollock, P. (1988) " Personal relation-ships". Annual Review of Sociology, 14, pp. 467-490.

[8] Brewer, B. M. (1991) " The social self: on being the same and different at the same time", Personality and Social Psychology Bulletin, 17(5), pp. 475-482.

[9] Chartrand, T. L. , Bargh, J. A. (1999) " The chameleon effect: the perception-behavior link and social interaction", Journal of

Personality & Social Psychology, 76, pp. 893-910.

[10] Cline, R. J. W. (1999) "Communication in social support groups", in Frey, L., Gouran, D., Poole, S. (eds), Handbook of small group communication, Sage, Thousand Oaks, CA, pp. 516-538.

[11] Cohen, D., Prusak, L. (2001) "In good company: how social capital makes organizations work", Harvard Business School Press, Boston, MA.

[12] Csikszentmihalyi, M. (1975) "Beyond boredom and anxiety", San Francisco: Jossey-Bass, CA.

[13] Davis, M. H. (1980) "A multidimensional approach to individual differences in empathy", JSAS Catalog of Selected Documents in Psychology, 10, p. 85.

[14] Dutton, J. E., Dukerich, J. M., Harquail, C. V. (1994) "Organizational images and member identification", Adminis-trative Science Quarterly, 39(2), pp. 239-263.

[15] Eysenbach, G., Diepgen, T. (1999) "Patients looking for information on the internet and seeking teleadvice", Journal of American Medical Association, 135, pp. 151-156.

[16] Figallo, C. (1998) "Internet world: hosting web communities", New York: John Wiley and Sons, NY.

[17] Finn, J., Lavitt, M. (1994) "Computer-based self-help groups for sexual abuse survivors", Social Work With Groups, 17(1), pp. 21-46.

[18] Foote, N. N. (1951) "Identification as the basis for a theory of motivation", American SodoJogico/fleview, 16, pp. 14-21.

[19] Fuller, J., Bartl, M., Muhlbacher, H. (2004) "Community based innovation: a method to utilize the innovation potential of online communities", 37th Hawaii International Conference on System Sciences (HICSS) Conference Proceedings, Hawaii, January 5-8.

[20] Ginsburg, M., Weisrand, S. (2004) "A framework for virtual community business success: the case of the internet chess club", Proceedings of the 37th Hawaii International Conference on System Sciences.

[21] Griffiths, M. (1998) "Internet addiction: does it really exist?", In J. Gackenbach (eds) Psychology and the internet: intrapersonal, interpersonal, and transpersonal implications. New York: Academic Press, pp. 61-75.

[22] Hagel, J., Armstrong, A. G. (1997) "Net gam: expanding markets through vitual communities", Boston, MA: Harvard Business School Press.

[23] Harhoff, D., Henkel, J., von Hippel, E. (2003) "Profiting from voluntary information spillovers: how users benefit from freely revealing their innovations", Research Policy, 32 (10), pp. 1753-1769.

[24] Heller, K. (1989) "The return to community", American Journal of Community Psychology 17(1), pp. 1-15.

[25] Heller, K. et al. (1984) "Psychology and community change", Honewood, IL: Dorsey.

[26] Hoffman, D. L., Novak, T. P. (1996) "Marketing in hypermedia computer-mediated environments: conceptual foundations", Journal of Marketing, 60(3), pp. 50-73.

[27] Holmes, J. G., Rempel, J. K. (1989) "Trust in close relationships", in Hendrick, C. (eds), Close Relationships, Sage, Newbury Park, CA, pp. 187-220.

[28] Hummel, A. (2005) "Building online community: an action research project", Proceedings of the Eleven Americans Conference on Information System.

[29] Iriberri, A., Leroy, G. (2009) "A life-cycle perspective on online community success". ACM Computing Survey, 41 (2), pp. 1-29.

[30] Jarillo,C. J. (1988) "On strategic networks", Strategic Management Journal, 9(1), pp. 31-41.

[31] Jayanti, R. K. ,Singh, J. (2010) "Pragmatic learning theory: an inquiry-action framework for distributed consumer learning in online communities", Journal of Consumer Research, 36 (6), pp. 1058-1081.

[32] Jeppesen, L. ,Molin, M. (2003) "Consumers as co-develo-pers: learning and innovation outside the firm", Technology Analysis & Strategic Management, 15(3),pp. 363-383.

[33] Jones, Q. , Rafaeli, S. (2000) "Time to split, virtually: discourse architecture and community building as means to creating vibrant virtual monopolies", Electronic Markets, 32,pp. 187-200.

[34] Johnson, G. J. , Ambrose, P. J. (2006) "neo-tribes: the power and potential of online communities in health care", Communications of the ACM, 49 (1), pp. 107-113.

[35] Josefsson, U. (2005) "Coping with illness online: the case of patients' online communities," The Information Society: An International Journal, 21 (2), pp. 133-141.

[36] Karp, D. A. , Stone, G. P. , Yoels, W. C. (1977) "Being urban a social psychological view of city life", Lexington, MA: Heath and Company.

[37] Kata, E. , Blumler, J. G. ,Gurevitch, M. (1974) "Utilization of mass communication by the individual. " In the Uses of Mass Communications: Current Perspectives on Gratifications Research, J. G. Blumler,E. Katz. Beverly Hills, CA: Sage, pp. 19-32.

[38] Krcmar, H. Y. , Arnold, M. D. , Leimeister, J. M. (2002) "Virtual communities in health care: the case of " krebsge-meinschaft. de, Social Bulletin, 23(3),pp. 18-23.

[39] Kim, A. J. (2000) "Community building on the web", Berkeley: Peachpit Press.

[40] King, Storm A. , Moreggi, D. (2007) "Internet self-help and support groups," in Psychology and the Internet: Intrapersonal, Interpersonal and Transpersonal Implications, Jayne Gackenbach, San Diego: Academic Press, pp. 221-244.

[41] Koh, J. , Kim, Y. (2004) "Sense of virtual community: a conceptual framework and empirical validation", International Journal of Electronic Ecommerce, 8(2), pp. 75-93.

[42] Kollock, P. (1999) "The economies of online cooperation", In: Communities in Cyberspace, M. Smith, P. Kollock. London: Routledge, pp. 220-242.

[43] Krcmar, H. , Arnold, Y. , Daum, M. , Leimeister, J. (2002) "Virtual communities in health care: the case of ' krebsge-meinschaft. de'", Social Bulletin, 23(3), pp. 18-23.

[44] Kurtz, L. F. (1997) "Self-help and support groups: a handbook for practitioners", Thousand Oaks: Sage Publications.

[45] Lawrence, T. B. (1995) "Power and resources in an organizational community", Academy of Management Best Papers Proceedings, Academy of Management.

[46] Lazarus, R. S. , Folkman, S. (1984) "Stress, appraisal, and coping", New York: Springer.

[47] Lee, S. M. , Olson, D. L. , Trimi, S. (2012) "Co-innovation: convergenomics, collaboration, and co-creation for organizational values", Management Decision, 50(5), pp. 817-831.

[48] Leimeister, J. M. , Ebner, W. , Krcmar, H. (2005) "Design, implementation, and evaluation of trust-supporting components in virtual communities for patients", Journal of Management Information Systems, 21(4), pp. 101-135.

[49] Leimeister, J. M. , Sidiras, P. (2005) "Success factors of virtual communities from the perspective of members and operators: an empirical study", Proceedings of the 37th Hawaii International Conference on System Science.

［50］ Madara, E. J. (1997) "The mutual-aid self-help online revolu-tion", Social Policy, 27(3), pp. 20-26.

［51］ Maloney- Krichmar, D., Preece, J. (2005) "A multilevel analysis of sociability, usability, and community dynamics in an online health community", ACM Transactions on Computer-Human Interaction, 12(2), pp. 201-232.

［52］ McAlexander, J., Schouten, J., Koening, H. F. (2002) "Building brand community", Journal of Marketing, 66(1), pp. 38-49.

［53］ McAllister, D. J. (1995) "Affect- and cognition-based trust as foundations for interpersonal cooperation in organizations", Academy of Management Journal, 38(1), pp. 24-59.

［54］ McMillan, D. W., Chavis, D. M. (1986) "Sense of commu-nity: a definition and theory", Journal of community psychology, 14(1), pp. 6-23.

［55］ Muniz, A., O' Guinn, T. (2001) "Brand community", Journal of Consumer Research, 27, pp. 412-432.

［56］ Nahapiet, J., Ghoshal, S. (1998) "Social capital, intellectual capital, and the organizational advantage", The Academy of Management Review, 23(2), pp. 242-266.

［57］ Nambisan, S. (2002) "Designing virtual customer environments for new product development: toward a theory", Academy of Management Review, 27(3), pp. 392-413.

［58］ Nambisan, P., Nambisan, S. (2009) "Models of consumer value cocreation in health care". health care management review", 34(4), pp. 344-354.

［59］ Newbrough, J. R., Chavis, D. M. (1986) "Psychological sense of community, I: forward", American Journal of Community Psychology, 14(1), pp. 3-5.

［60］ Nonaka, I., Takeuchi, H. (1995) "The knowledge creating company", New York: Oxford University Press.

［61］ Nonnecke, B., Preece, J. (2000) "Lurker demographics: counting the silent", in Proceedings of the SIGCHI Conference on Human Factors in Computing Systems, The Netherlands: ACM.

［62］ Nonnecke, B., Preece, J. (2003) "Silent respondents: getting to know lurkers Bette", In From Usenet to CoWebs: Interacting with Social Information Spaces, Danyel Fisher and Christopher Lueg (eds), London: Springer, pp. 110-132.

［63］ O'Carroll, J. P. (1985) "Community programmes and the traditional view of community", Social Studies, 8 (3/4), pp. 137-149.

［64］ Preece, J. (1998) "Empathic communities: reaching out cross the Web", Interactions Magazine, 2(2), pp. 32-43.

［65］ Preece, J. (1999) "Empathic communities: balancing emo-tional and factual communication", Interacting With Computers, 12, pp. 63-77.

［66］ Preece, J. (2000) "Online communities. designing usability, supporting sociability", New York: Johen Wiley and Sons.

［67］ Preece, J. (2001) "Sociability and usability in online com-munities: determining and measuring success," Behaviour & Information Technology, 20(5), pp. 347-356.

［68］ Preece, J., Maloney-Krichmar, D. (2003) "Online communi-ties: focusing on sociability and usability," in Human-Computer Interaction Handbook: Fundamentals, Evolving Technologies and Emerging Applications, Julie A. Jacko, Andrew Sears (eds). Mahwah: Lawrence Erlbaum Associates, pp. 596-620.

［69］ Preece, J. (2004) "Etiquette online: from nice to necessary", Communications of the ACM, 47(4), pp. 56-61.

［70］ Rothaermela, F. T., Stephen, S. (2001) "Virtual internet communi-ties and commercial success: individual and community-level theory grounded in the a typical case of TimeZone. com", Journal of Management, 27(3), pp. 297-312.

[71] Rheingold, H. (1993) "The virtual community: homesteading on the electronic frontier", Cambridge, MA: MIT Press.

[72] Sandelands, L. E., Asford, S. J., Dutton, J. E. (1983) "Reconceptualizing the over justification effect: a template-matching approach", Motivation and Emotion, 7 (3), pp. 229-255.

[73] Sarason, S. B. (1974) "The psychological sense of community: prospects for a community psychology", San Francisco: Jossey-Bass.

[74] Short, J., Williams, E., Christie, B. (1976) "The social psychological of telecommunications", London: John Wiley and Sons.

[75] Stryker, S., Serpe, R. T. (1982) "Commitment, identity salience, and role behavior: theory and research example", in Ickes, W., Knowles, E. S. (eds), Personality, Roles and Social Behavior, Springer-Verlag, New York, NY, pp. 199-218.

[76] Tajfel, H., Turner, J. C. (1985) "The social identity theory of intergroup behavior", in Worchel, S., Austin, W. G. (eds), Psyctiotogy of Intergroup Relations, Nelson-Hall, Chicago, IL, pp. 6-24.

[77] Tolman, E. C. (1943) "Identification and the post-war world", The Journal of Abnormal and Sociai Psychology, 38 (2), pp. 141-148.

[78] Tönnies, F. (1967) "Gemeinschaft and gesellschaft", in the sociology of community, Colin Bell, Howard Newby (eds.), Frank Cass and Co. Ltd., London, pp. 7-12.

[79] Tsai, W., Ghoshal, S. (1998) "Social capital and value creation: the role of intrafirm networks", The Academy of Management Journal, 41(4), pp. 464-476.

[80] Tuner, I. C. (1982) "Towards a cognitive redefinition of the social group", in Tajfel, H. (eds), Social Identity and

Intergroup Relations, Cambridge University Press, Cambridge, England, pp. 15-40.

[81] Tuner, I. C. (1984) "Social identification and psychological group formation", in Tajfel, H. (eds), The Social Dimension: European Developments in Social Psychology, Cambridge University Press, Cambridge, England, pp. 518-538.

[82] Tuner, I. C. (1985) "Social cognitive theory of group behavior", in Lawler, E. J. (eds), Advances in Group Processes, lAI Press, Greenwich, CT, pp. 77-122.

[83] Wasko, M. M., Faraj, S. (2000) "Why people participate and help others in electronic communities of practice", Journal of Strategic Information Systems, 9, pp. 155-173.

[84] Watson, G., Papamarcos, S. (2002) "Social capital and organizational commitment", Journal of Business and Psychology, 16(4), pp. 537-552.

[85] Wegner, E., Mcdermott, R., Snyder, W. (2002) "Cultivating communities of practice: a guide to managing knowledge", MA: Harvard Business Press.

[86] Williams, M. (2007) "Building genuine trust through interpersonal emotion management: a threat regulation model of trust and collaboration across boundaries", Academy of Management Review, 32, pp. 305-322.

[87] Wright, B. A. (1983) "Physical disability-a psychosocial approach", New York: HarperCollins.

[88] Zarcadoolas, C., Pleasant, A. F., Greer, D. S. (2006) "Advancing health literacy: a framework for understanding and action", San Francisco: Wiley.

[89] Zhao, J., Ha, S., Widdows, R. (2013) "Building trusting relationships in online health communities", Cyberpsychology, Behavior, & Social Networking, 16(9), pp. 650-657.

[90] Zhao, J., Abrahamson, K., Anderson, J. G., Ha, S., Widdows, R.

（2013）"Trust, empathy, social identity, and contribution of knowledge within patient online communities", Behaviour & Information Technology, 32(10), pp. 1041-1048.

[91] Zhao, J., Ha, S., Widdows, R. (2013) "The influence of social capital on knowledge creation in online health community".

[92] Zhao, J., Wang, T., Fan, X. C. (2013) "Patient value co-creation in online health community：the effect of social identity on knowledge contribution and membership continuance intention", Journal of Service Management.

[93] 赵晶,汪涛. 社会资本、移情效应与虚拟社区成员的知识创造. 管理学报,2014(11).

第二部分：在线健康社区中的价值共创

　　病患参与价值共创可能发生在多类型环境中，如传统的医疗服务场所、日常个人生活场所甚至虚拟社区（McColl-Kennedy 等，2012；Nambisan，Nambisan，2009；Prahalad，Ramaswamy，2004）。在线健康社区拥有丰富的医学知识（Medical Knowledge）、体验知识（Experiential Knowledge）及病患参与价值共创所必需的其他资源，在线健康社区成员可以自由地访问和共享这些信息与资源，并将它们用于价值共创行为中。因此，在线健康社区是病患参与价值共创行为的"沃土"。在本部分中作者将讨论价值共创的概念、病患价值共创的概念、在线健康社区中价值共创的重要管理意义及在线健康社区成员参加价值共创的行为模式与模型。

第三章　价值共创

一、价值共创

　　随着学者们对消费者在服务过程中发挥作用的认识程度的加深，越来越多的学者已经赞同消费者在接受服务的过程中是积极主动的参与者，而非消极被动的服务接受者（Baron，Harris，2008；Payne，Storbacka，Frow，2008；Toffler，1980；Xie，Bagozzi，Troye，2008）。Vargo 和 Lusch（2008）提出消费者是自身价值创造和企业的价值创造的参与者，是价值创造过程中的"内生概念"。消费者在服务的提供和自身利益的实现（价值共创）上能够发挥着不同程度的积极主动作用（Prahalad，Ramaswamy，2000；Tax，Colgate，Bowen，2006；Vargo，Lusch，2004）。甚至一些消费者可能会参与一些被学者和业界管理者视为企业活动的价值创造活动中去。比如，有些消费者在自动售货机完成购买和支付的全部过程。在传统的意义上，收取货币和提供产品都是由商店的服务人员提供的。但是在此情境下，消费者独自完成了购买的全部过程。此外，消费者还可以向企业提供如何改善服务的意见（Bettencourt，1997），如消费者通过用户在线社区、调研等信息沟通途径向企业反馈改进意见。最后，还有一些企业向消费者开放了产品设计平台，让消费者直接参与到产品的设计中，如乐高公司就将消费者纳入自己的产品设计团队，每一款由消费者设计的产品上都印有"由客户设计"的字样。还有一些企业将产品广告设计平台向消费者开放，让消费者发挥想象力，设计产品广告。因此越来越多的企业已经把消费者当作组织兼职的员工，纳入公司整体战略布局之中。所有消费者都可能在不同程度上通过一系列活动参与到价值的创造中，在此过程中他们与其他消费者一起进行资源整合，并最终实现了自己的利益（Arnould，Price，Malshe，2006；Baron，Harris，2008）。消费者参与其实并不是一个全新的概念，学者们的新发现是在消费者价值创造过程中服务提供者仅仅只是提供了部分投入，而还有一部分投入则来自其他来源(Ng，Maull，Smith，2010；Vargo，Lusch，2004)，其中包括来自消费者自身的行为。

学者们对价值共创的定义因研究出发点和所基于的理论不同而有所不同。现有有关价值共创的概念可以分为两类：强调企业作用的定义和主要强调消费者作用的定义。那些关注企业的价值共创概念主要来自于战略管理、战略以及行业营销。这些学者将消费者主要视为企业经营过程中的投入，所以消费者是企业生产过程中的输入部分，在这个过程中消费者被视为是企业临时成员。但是，自Prahalad 和 Ramaswamy(2003)的文章起，学者们对价值共创的认识开始超越了企业的边界。这种观点被 Vargo 和 Lusch(2004)及随后其他学者的文章反复强调。学者们对价值共创概念争论的焦点主要集中于对使用价值和交换价值的争论(Vargo，Lusch，2011)。许多学者认为价值只有到服务被消费后才会被实现(Lusch 等，2006；Payne，Storbacka，Frow，2008；Xie，Bagozzi，Troye，2008；Ng，Maull，Smith，2010)。换句话说，价值只有在利益方(即典型的消费者)整合各方资源时才会被创造(Vargo，Akaka，2009)。

在服务主导逻辑中 Vargo 和 Lusch(2004，2008a)提出价值共创是通过资源整合来实现的，企业和消费者在价值共创的过程中是资源的整合者。Vargo 和 Lusch 有关价值共创的定义明确地提出价值共创的各方参与者都能够从他人的服务和资源整合中获益。然而，消费者可能整合从其他来源获得的资源以求获得利益，例如整合从其他企业或者服务提供者处得到的资源(Arnould，Price，Malshe，2006；Baron，Harris，2008)，从同伴、朋友、家人，甚至是其他消费者那里获得资源(Vargo，Lusch，2011)。此外，还有一个潜在的资源来源可供用于价值共创过程中，那就是消费者自我的参与活动，例如消费者通过大脑活动获得自身的知识和技能，并将它们运用于价值共创中。

此外，消费者可以通过多种方式参与服务提供的过程中，这些行为在传统上多被认为是企业应承担的责任。如服务设计和新服务开发、服务实现过程中的自我服务（Etgar，2008）。这些活动可以被定义为是一种共同生产活动（Vargo，Lusch，2011）。但是这些活动能够为消费者提供内在回报，如消费者在价值共创实际体验中获得的愉悦和外在奖励，如消费者能够根据自己的喜好实现产品定制化、通过价值共创降低时间或成本并提高了消费者对于价值创造的控制力度（Bateson，1985；Dabholkar，1996）。但是在价值共创的过程中，消费者需要付出大量的努力，并需要承担一定的风险。这些风险包括可能的身体、心理、社会、行为表现，以及与时间相关的风险（Etgar，2008）。因此，并不是所有消费者都希望参与到价值共创的活动中去。

二、价值共创的定义

McColl-Kennedy 等人（2012）将消费者价值共创定义为：在客户服务网络中通过多方互动和资源整合而实现的利益。也就是说，价值共创是一个包含多方参与者的互动的过程，其中参与者包括当事企业、可能向市场开放的潜在资源和公共资源、私有资源以及消费者活动。互动是指个体在服务网络中与他人接触并进行资源整合的方式。在价值共创过程中，消费者活动范围可能包括从简单活动（如遵守服务提供商的指导并核对信息）到复杂活动（如共同学习、积极搜索信息并提供反馈）。对于互动，一些人会选择或者能够与许多个人进行交流，而另一人则只会和很少的他人进行交流和互动。

McColl-Kennedy 等人（2012）对价值共创的定义将价值共创的范围从企业和消费者双因素拓展到消费者服务网络中的其他个体，并通过实证研究消费者实际上如何进行价值共创。他们通过运用社会实践理论作为基本理论基础，识别出一系列的价值共创行为。

McColl-Kennedy 等人（2012）对价值共创的定义拓展了 Payne 等人（2008）对价值共创的定义，及 Vargo 和 Lusch（2008a）对价值共创过程的讨论。Payne 等人（2008）对价值共创的定义强调消费者和供应商的作用，并着重研究他们是如何通过相互合作创造价值的。他们认为消费者是尝试者、实行者，以及思想者。消费者参与和企业相关的实践活动，并且这些活动与他们的生活、目标以及志向相关。Vargo 和 Lusch（2008a）提出价值共创是一系列由消费者实施的活动，这些活动在由多方共同参与的活动大局中只是一部分。各方参与者最终获得自己想要的结果。他们认为这个定义反映了消费者行为研究转向以消费者文化理论为基础的消费体验视角。Vargo 和 Lusch（2008a）认为价值是通过资源整合来实现。尽管传统的企业和消费者也被认为是资源的整合者，但是消费者可能会整合那些来自于企业之外的资源。此后，Vargo 和 Lusch（2011）将资源细化为私人资源（如朋友和亲人）、面向市场的资源（如企业和其他市场实体），以及公共资源（如政府和互助组织）。他们将消费者可以整合的潜在资源进行扩展，并将消费者自我生成的资源也视为一种价值共创过程中可使用的资源。

此外，其他一些学者也对价值共创的定义进行了讨论。例如 Schau 等人（2009）采用基于社会实践的理论方法确认出品牌社区背景下的一系列价值共创活动。尽管这个研究是在品牌社区中开展的，而非在传统的服务背景下进行，但是他们的研究阐释了价值共创活动和社会实践理论之间的相关性。他们的研究强调了角色的重要性和个人与他人接触的方式，并认为并不是所有消费者在价值共创时都拥有相同的动机。有一些人可能会意识到参与特定价值共创活动会创造巨大的价值，但其他人可能不会对价值共创的意义有如此深刻的认识。在价值共创的过程中有些消费者更喜欢按照自我的世界观和思维模式进行互动和交流，而其他消费者可能不会这么自我。现有有关价值共创定义的研究在表 3-1 中展示。

表 3-1   **价值共创定义总结**

作 者	定 义	概念范畴	学 科	研究角度
Norman 和 Ramirez（1994）	人们聚合在一起共同创造价值	共同生产：向顾客提供服务	战略管理	成功的公司不仅增加价值，并且彻底改造价值
Gummesson（1996）	共同生产的过程是让顾客加入生产中，并共同创造价值	共同生产：通过动态互动共同创造价值	诺丁学派	顾客参与企业的生产过程中，并成为企业的临时性员工
Wikstrom（1996a）	与传统交易方式相比，当顾客被认为是共同创造者后，各方互动会产生更多的价值	共同生产：和顾客一起创造价值	行业营销、管理和学习	在企业价值创造系统中，顾客是一种资源
Wikstrom（1996b）	公司设计一个系统，在其中顾客创造自己的价值，公司为顾客拥有的资源和知识提供补充性支持	价值创造：企业创造互动的工作模式，以方便消费者获得更多利益	战略管理	在消费者市场中，互动活动应该是计划好的，并且应该是动态的，因为有大量个体融入其中
Ramirez（1999）	共同生产是一种理解价值创造过程的模式，在其中创造者和消费者进行着互动	共同生产：通过互动实现价值的共创	战略管理	价值共创是由两个以上的个体共同实现的。其中他们是互惠的

续表

作　者	定　义	概念范畴	学　科	研究角度
Prahalad 和 Ramaswamy（2000）	与消费者共同创造个性化的体验。消费者希望能够通过与专家合作、自己设计或与其他消费者互动的方式影响自己的体验	价值共创	战略	在服务提供者领域之外，顾客通过与其他消费者或者专家的互动实现价值的共创
Prahalad 和 Ramaswamy（2003）	消费者和公司进行价值共创可以在多个环节实现	价值共创	战略	消费者寻求价值的范围超出了消费者和公司之间的关系
Prahalad 和 Ramaswamy（2004）	价值共创是创造独特价值的基础	价值共创	战略	没有消费者参与企业不可能创造出独特的价值
Cova 和 Salle（2008）	价值共创过程包括供应商网络和组织客户网络	网络中的价值共创	战略	在 B2B 网络中价值来自供应商网络和组织客户网络
Gronroos（2008）	采用服务导向的理念使得让顾客加入价值创造过程成为了可能	价值共创	诺丁学派	顾客总是价值的创造者。企业在价值创造的过程中是价值的共创者
Payne、Storbacka 和 Frow（2008）	价值共创是供应商提供优越的价值主张，顾客在使用服务和产品时创造价值	价值共创	行业营销	供应商提供优越的价值主张，顾客根据价值判断从中做出选择

续表

作 者	定 义	概念范畴	学 科	研究角度
Ng Maul 和 Smith（2010）	价值共创是使用价值，即顾客和企业为了实现利益而共同创造	价值共创	市场营销	顾客通过互动或者关系来影响企业的产品提供及与消费者互动的方式，进而影响价值的创造
Tzokas 和 Saren（1997）	只有将相互高度依存的生产和消费系统进行整合才可实现价值	关注消费者方面的顾客价值创造	战略营销	消费者用来获得价值的方式和行为
Tzokas 和 Saren（1999）	对于企业和顾客来讲，价值是生产系统和消费系统协同后创造的	共同价值创造：顾客的价值链和企业价值链是相联系的	关系营销	通过互动和沟通方式产生的知识被反馈给参与者，并为新一轮的知识创造、传播和使用奠定基础
Gronroos（2000）	消费者价值是由顾客创造的	顾客价值创造	诺丁学派	顾客创造价值
Vargo 和 Lusch（2004）	顾客积极参与关系交换和共同生产	顾客共同生产	服务主导逻辑	企业只能够提供价值主张，消费者通过参与到共同生产过程中来决定价值
Arnold、Price 和 Malshe（2006）	消费者使用自己的对象性资源和企业的操作者资源及对象性资源来创造价值	价值共创	消费者文化理论	消费者有自己的资源，并可以用于与企业共同创造价值

续表

作　者	定　义	概念范畴	学　科	研究角度
Lusch 和 Vargo（2006）	在服务主导逻辑下，只有顾客使用产品后才会有价值创造。体验和感觉是重要的价值决定因素	价值共创	服务主导逻辑	当提供物或产品被使用后，价值才得到评估
Vargo、Lusch 和 Morgan（2006）	价值是独特的、情境化的、是由受益者决定的	价值共创	服务主导逻辑	价值由受益者决定
Lusch、Vargo 和 O'Brien（2007）	价值是由使用者决定的	价值共创	服务科学	只有消费者使用了产品后价值才被实现，并且顾客从自身角度来评判价值
Vargo、Maglio 和 Akaka（2008）	价值共创需要多方共同参与，并需要将不同资源进行整合	价值共创	服务科学	价值创造通过整合服务系统中、网络中、交换关系中的资源而实现
Xie、Bagozzi 和 Troye（2008）	产销合一不是一个单一行为，而是实际行为、精神努力和社会心理经历的整合	产销合一：消费者实施价值创造行为，并生成出他们最终会使用的产品	消费者文化理论	将顾客操作性资源和企业对象性资源进行整合

续表

作者	定义	概念范畴	学科	研究角度
McColl-Kennedy 等(2012)	在客户服务网络中通过多方互动和资源整合而实现的利益	顾客价值共创	服务营销、服务科学	顾客在资源整合中起到了关键性作用,并且价值共创不单单发生在企业和消费者的双边关系中,还发生在顾客自发的活动中
Schau、Muniz 和 Arnould (2009)	多个成员临时加入形成的消费者群体是价值共创发生的必要条件	顾客价值共创:发生在消费者群体层面	消费者文化理论	价值在使用中被决定,并且受到社会网络和群体的影响
Edvardsson、Tronvoll 和 Gruber (2011)	价值共创受社会力量的影响、在社会结构中重现、并且在参与者之间存在不对称性	价值共创:是一个社会现象	消费者文化理论	价值共创受社会结果的影响
Heinonen 等(2010)	企业提供服务价值共创的机会,消费者仅仅只是加入价值创造,因为如何消费已经成为消费者的生活目标	顾客价值共创	顾客主导逻辑	该研究关注的顾客主导逻辑不是交换也不是服务,而是公司的服务如何融入顾客的行为、情境、实践、经历中,并且强调这些对公司服务的影响

来源:McColl-Kennedy 等,2012.

三、价值共创的 DART 模型

Prahalad 和 Ramaswamy（2004）提出企业在建立价值共创系统时应建立企业和消费者之间的互动模块来辅助价值共创的经历。他们提出了 DART（Dialog，Access，Transparency，Risk-benefits）模型。在这个模型中，对话（Dialog）、可获取（Access）、透明（Transparency）、风险和利益关系（Risk-benefits）四种行为的相互互动保证了价值共创的成功实现。他们还指出建立消费者-企业互动模块是对传统经营环境下经理人员权利和位置、风险信息披露、财务报告透明度、信息公开、企业和消费者之间对话互动等方面的挑战。

对话是价值共创过程中的重要元素。市场可以看做是一系列消费者和企业间的对话（Levine 等，2001）。对话意味着互动性、深度融入、双方愿意参加互动。此外为了实现共同解决方案的制定和积极对话的开展，企业和消费者间必须是平等的，因为如果对话双方是不平等的话，那么对话将很难开展。最后，对话必须围绕双方感兴趣的话题展开，并且在其中必须明确定义企业和消费者在价值共创过程中的作用。例如，购买者和卖方在 eBay 上的对话就是一个平等的、双方责权利明确的对话。消费者和企业双方融入对话的行为是会改变的，但是在任何时候他们的责权利都应该是被清晰定义的（Prahalad，Ramaswamy，2004）。

如果消费者不能够获得足够的信息、信息不够公开的话，对话也很难进行。传统经营环境下，企业和消费者之间存在信息不对称，企业从中得到很多益处。但是在现在的经营环境下，社会中存在无所不在的联系，因此消费者可以从其他消费者那里、企业那里得到足够的信息。信息的可获取性和透明性是有意义的对话开展的必要条件（Prahalad，Ramaswamy，2004）。更重要的是，对话、可获取、透明可以帮助消费者对行为和决策进行风险-收益评估。例如消费者会思考自己是不是应该换一个药品？其中的风险有哪些？

病患在进行这些决策的时候不单单会依靠医生的专家意见，还会运用自己的工具和社会帮助，此外他们还会考虑自己的病情、生活方式和社会义务等。因此在价值共创过程中消费者对风险-利益的评估是一个个人化的对风险和利益的理解（Prahalad，Ramaswamy，2004）。

企业采纳了定制化价值共创经历是提供独特价值的基础这一观点后，他们进行价值创造的机会大幅提高。但是定制化的共同创造经历和消费者是创新者的概念有所不同。例如通用电气的消费者曾经承担了新产品开发的职能。通用电气将工具和混合物向消费者开放，消费者根据自己的偏好设计自己的产品。在此过程中通用电气将风险和工作都转嫁给消费者（Thomke，von Hippel，2002）。如果这个过程运转顺利，那么消费者和企业双方都受益。通过这种方式通用电气节约了时间和产品开发的风险，消费者可以更快的速度得到他们想要的产品。但是只要这个过程是以企业为中心和以产品为中心的，那么就和此处的价值共创概念不一致（Prahalad，Ramaswamy，2004）。

在传统经营模式下也可以进行产品或者服务的个人定制化。在传统的以企业为中心的价值创造观点指导下，经理人员关注于向单一消费者以最低的成本提供产品或者服务。这就带来了大批量个性化定制，即这一方式将大批量和定制化进行了组合（Prahalad，Ramaswamy，2004）。由于经理人员对产品特性的关注，企业为消费者增加了选择的余地。在网络上，消费者可以进行产品的定制化和服务的定制化，但是这种定制化只是为了符合企业的供应链而不是为了满足消费者的独特需求和偏好。个人定制化价值共创经历意味着关注个性化的互动和经验性结果。这个过程不单单包含企业产品目录。一个个人定制化的价值共创经历反映了个人选择如何同企业提供的环境进行互动。在这个互动过程中，消费者以个体身份参与，并对企业的传统经营方式进行了挑战（Prahalad，Ramaswamy，2004）。

从以企业为中心的观念转变为以价值共创为中心的观念并不是对传统系统的微调。这个过程既不是将企业承担的责任转移给消费者或者外包给消费者，也不是对产品和服务进行定制化。这一过程也不是将消费者围绕企业的产品提供和服务提供进行分阶段开展（La Salle，Britton，2002；Peppers，Rodgers，1993；Schmitt，1999）。传统意义上企业和消费者之间的互动已经不能够满足当今消费者的需求。Prahalad 和 Ramaswamy（2004）提出，价值共创过程中企业面临挑战是要进行一些根本性的变革。企业需要根据每一个消费者希望与企业互动的方式来进行互动，进而共同创造价值。价值共创将消费者和企业之间的互动作为关注点，因为在这个新的系统中消费者和企业间的互动时点有很多，任何一个时点都对价值共创起到关键性作用。因为任何人都不能对消费者的体验进行预测，所以企业应该创建一个有效的体验性环境（Prahalad，Ramaswamy，2003）。Prahalad 和 Ramaswamy（2004）的价值共创概念对传统的市场概念进行了挑战，认为他们不再是进行产品和服务交换场所和消费者集合。在价值共创观念的指引下，任何消费者和企业间的互动时点都是价值创造和提取机会（Prahalad，Ramaswamy，2004）。

消费者和消费者社区之间的直接互动在价值共创过程中起到关键性作用。在消费者社区中，成员间能够彼此理解对方，并且能够共同创造价值。企业应该尽力从消费者之间的对话中学习知识。在消费者社区中的信息基础设施应该是以消费者为中心的，应该鼓励成员的各种价值共创行为，例如信息搜索、产品和服务组合、实现和消费。价值共创不单单指共同营销或将消费者纳入销售代理范围内，而是指通过各种方法获得对价值共创本质的理解，这样公司才能够和消费者一起共同塑造消费者的期望和经历（Prahalad，Ramaswamy，2004）。因此在价值共创的过程中，消费者和企业既是合作者也是竞争者，共同合作创造价值，但却在经济价值提取时存在竞争关系（Prahalad，Ramaswamy，2004）。价值共创将市场转变为消费者、企业、消费者社区进行对话的论坛，在其中企业网络也可以建立。Prahalad 和 Ramaswamy（2004）提出的 DART 价值共创模型如图 3-1 所示。

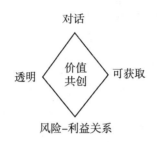

图 3-1　DART 价值共创模型

（来源：Prahalad，Ramaswamy，2004）

四、基于过程的价值共创模式

Payne 等人（2008）提出了基于过程的价值共创模式。在这个模式中价值共创由三个过程组成：消费者价值创造过程、供应者价值创造过程和交易过程中的价值创造过程。这三个过程组成了价值共创的基础。

（一）消费者价值创造过程

消费者价值创造过程指消费者组织用来管理他们自己的事务和与供应者之间关系的过程。因此 Payne 等人（2008）将消费者价值创造过程定义为消费者实施的一系列行为以期望实现特定的目标。影响消费者进行价值创造的因素包括消费者掌握的信息量、知识、技能和其他消费者可以获得和使用的可操作性资源（Norman，2001）。如果一个供应者想提高自身的竞争力，他必须增加消费者所拥有的资源量（消费者的能力），或者去影响消费者的过程，这样消费者能够有效和有效率地利用可获得的资源。价值主张可以帮助共同创造经历。创建消费者的经历不是指产品，而是指关系。企业应该关注使用中的价值而不是产品特性（Payne 等，2008）。

消费者价值创造过程不应该从传统的工程的角度进行审视，而应该将其视为动态的、互动的、非线性和非有意识的过程。识别消费者价值创造过程需要充分理解供应者的产品提供与消费者总体行为如何拟合（Payne 等，2008）。例如，一家知名的航空公司成功地使用"影子"技术来获得消费者乘坐该航空公司飞机时的体验。在事前获得消费者的同意后，一个非常亲善的航空公司员工会来到消费者家中陪着消费者一起准备旅行所需物品等，然后驱车同消费者一同到机场，登机，然后再一同乘坐飞机飞回来，最后陪同消费者回到家中。在全程的"影子"陪同观察下，航空公司获得了很多有关消费者消费体验的深度见解和宝贵的资料。消费者价值创造过程和消费者学习之间存在互动关系。消费者基于对自己和供应者之间的关系体验参与了学习的过程。消费者的学习进一步又会影响消费者如何参与未来的价值共创行为（Payne 等，2008）。

（二）供应者价值创造过程

供应者价值创造过程指供应者用来管理他们的事务、和消费者之间的关系、和利益相关者之间关系所使用的过程、资源和实践（Payne 等，2008）。供应者为消费者创造价值始于他们对消费者价值创造过程的理解。供应者过程能够通过设计，提供相关的消费者体验，帮助组织学习来促进价值共创。这包括：审视价值共创的机会；同消费者一起计划、测试和构建价值共创机会的原型；实施消费者解决方案和管理消费者交互界面；设计评估企业是否提供恰当的价值主张的考评指标（Payne 等，2008）。组织学习和知识管理是一个循环的过程，并强调知识是竞争优势的基础。或者说，在消费者过程的基础上，供应者可以设计自己的过程，以让自己的过程与消费者的过程相匹配和一致（Payne 等，2008）。

各个企业因其所在的行业不同、面对的消费者特性不同、提供产品不同，可能会有不同的价值共创机会。但是一般而言，企业都会有三种典型的价值创造机会（Payne 等，2008）。①突破性技术创新带来的机会。新技术的发展为供应者创造了同消费者进行共创的创新性产品、服务和体验。②行业的变革受到接触顾客新方式的影响。例如电子商务的发展让不同供应者的行为在时间和空间上更加动态化和可移动化。不同行业边界的模糊化和融合为企业组合竞争能力、知识、开发价值共创的新途径提供了机会。③消费者偏好和生活方式改变带来的机会（Payne 等，2008）。基于学习和对消费者的知识，供应者应该不断地寻找由消费者偏好和生活方式改变带来的机会。例如，近来消费者更加偏好个性主义。这意味着消费者希望共同创造更加个人化、体验化和分别化的产品和服务。这种趋势也为供应商提供了很多机会，让他们能够利用一对一营销模式，大规模定制化也为生产个性化产品和区别化产品提供了机会。

在服务主导逻辑下，商业战略始于理解消费者价值创造过程，并且选择哪一个过程供应者希望提供支持。计划共创过程是一个由外至内的过程，企业首先要理解消费者价值创造的过程，然后期待能为价值共创提供更好的支持（Payne 等，2008）。价值共创需要企业将市场经营逻辑从营销、销售和服务转变为倾听、个性化和共创。其次，这也是一个跨部门的变革，需要各个部门之间的合作来保证消费者承诺的实现。原型构造也是价值共创过程中的一个重要的工具。

在设计原型中环境、交互界面和内容、价值共创的选择都可以进行事先的测试，因而可以加快投入到实际应用的时间。此外，在价值共创过程中应该采用具有创新性的方式来测量消费者关系中潜在的价值共创（Payne 等，2008）。测量指标应该测量：过程、功能、与消费者进行互动的渠道（Payne 等，2008）。有关消费者价值创造的知识不能够仅仅依靠消费者满意度等测量数据，而是应该深度地理解消费者体验和过程。知识管理在复杂的商业运营中尤为重要。因此，企业应该关注组织学习的维度，还应该关注学习知识的特性。如何确保消费者知识的多样性是一个关键性因素，这些知识被用于有效地改进知识管理和影响价值共创（Payne 等，2008）。

（三）接触过程

接触过程指在消费者和供应者之间发生的过程、互动实践和交换。对这些进行管理可以创造出成功的价值共创机会。接触过程包括一系列双向的互动、消费者和供应者之间的互动。此外，接触过程涉及多个职能部门，因而具有跨部门的本质。在接触过程中，组织学习是必需的，因为通过此途径企业可以对互动的内容和形式有深度的理解（Gronroos，2006）。三种接触可以促进价值共创：沟通接触、使用接触、服务接触。沟通接触指那些建立起与消费者之间的联系、促进对话的接触。使用接触是消费者在使用产品和服务中的实践，此外也包括那些提供这些用途的服务。服务接触指与客户服务人员之间的互动或在服务实施过程中的互动。管理价值创造接触过程包括设定消费者和供应者的目标和评估目前的接触是否可以实现那些目标（Payne 等，2008）。

管理消费者体验中的价值共创包括确定消费者可能会使用哪一个渠道，在其中存在哪种接触，因为不同类型的接触将会对消费者产生不同的影响。接触可以分为：情感支持接触、认知支持接触和行为支持接触。情感支持接触指主题、隐喻、故事、类比、识别、新的可能性、奇怪、设计等。认知支持接触包括脚本、消费者承诺、价值解释信息、结果、参考、证明、功能。行为支持接触指尝试、专有知识沟通、使用产品（Payne 等，2008）。对价值共创而言，不是所有的接触都是同等重要的。有一些接触对于建立消费者经历是非常必要的，而其他的接触可能对价值共创是关键性的。此外，接触还可以分为正面促进性的关键性接触和反面妨碍性的关键性接触。因此，企业应该识别出那些正面促进性的关键接触，并把资源进行集中，以可靠地提供这些接触（Payne 等，2008）。

五、价值共创行为的测量量表

Yi 和 Gong（2012）将消费者价值共创行为定义为由两种不同类型的消费者行为组成的概念，即顾客参与行为和顾客公民行为。第一个维度是指消费者在服务提供期间应实施的行为。他们认为是在价值共创中顾客才明白自己在希望能够获得适当的服务时必须做出哪些行为，如向服务人员提供必要的信息、在接受服务之前搜寻相关信息等。在他们的定义中，价值共创的第二种维度是指实施的分外的行为，但是这些行为可以为企业创造更高价值（Bove 等，2008；Groth，2005；Yi，Gong，2012）。顾客参与行为由四个子维度组成：信息搜索、信息分享、负责任行为、人际的互动。顾客公民行为同样也由四个子维度组成：反馈、推荐、帮助，以及包容（Yi，Gong，2012）。

(一)信息搜索

消费者需要获得与他们将要接受服务相关的基本特征信息。这种知识将会有助于顾客在价值共创过程中进行资源整合。在价值共创的过程中，顾客通常会寻求一些信息以帮助他们弄清楚在服务过程中企业和服务人员对顾客是否有特殊的要求、自己应该做点什么及自己应该如何实施这些行为（Yi，Gong，2012；Kellogg，Youngdahl，and Bowen，1997）。向顾客提供这些信息可以降低价值共创过程中顾客对不确定性的感知程度。就像员工在上岗之前通常会接受培训，以明白自己需要向顾客提供什么样的服务及理解服务的本质一样，顾客在参与价值共创时，同样也需要获得必要的知识（Kelley，Donnelly，Skinner，1990；Kellog，Youngdahl，Bowen，1997）。

具体而言，信息搜寻价值共创过程对顾客有两个非常重要的意义。首先，信息可以降低价值共创过程中的不确定性，进而可以让顾客很好地理解和控制他们的价值共创环境。其次，信息搜寻可以让顾客清楚地了解在价值共创过程中自己的职责是什么及如何融入到价值共创的过程中去（Yi，Gong，2012）。顾客寻求信息的途径是多样化的，例如，顾客可以直接向其他顾客询问与服务相关的信息，也可以通过观察其他顾客的行为而得出自己在价值共创的过程中应该做点什么的结论（Kelley，Donnelly，Skinner，1990；Morrison，1993）。

(二)信息分享

对顾客而言，他们必须积极参与向员工提供想要被满足的需求和期待获得什么样的具体服务等信息。对于一个成功的价值共创来讲，顾客必须提供一些必要的信息，以帮助价值共创过程的顺利开展。例如，如果顾客不向服务人员提供必要的信息，服务人员将不知道自己应该如何向顾客提供服务，不知道自己应该如何满足顾客的特定需求（Ennew，Binks，1999）。例如在病患接受医生的诊治过程中，病患必须要告诉医生自己哪里觉得不舒服，及自己有什么症状，否则医生将无从下手（Yi，Gong，2012）。

（三）负责行为

对于一个成功的价值共创，顾客必须具有合作精神，遵循自己的角色要求，并且接受员工的指导（Bettencourt，1997）。例如，顾客必须遵循员工的指导，并且在价值共创的过程中亲身参与。如果没有顾客的负责任的行为，价值共创也很难成功（Yi，Gong，2012）。

（四）人际的互动

人际的互动指顾客和员工之间的人际关系。以礼貌、友好以及尊重为特征的消费者和员工间的人际关系是价值共创过程成功的基础（Ennew，Binks，1999）。Kelley 等（1990）将顾客和员工之间的互动定义为顾客的功能性质量。它特指顾客和员工互动过程中的特性，如礼貌、友好、尊重。价值共创发生在社会环境中，当这个环境是令人愉悦的、意气相投的、正面的时，顾客更愿意加入价值共创过程中（Lengnick-Hall，Claycomb，Inks，2000）。

（五）反馈

主要是指顾客提供给员工的信息（建议和情况介绍），而这些信息有利于服务供应的长期改善（Groth，Mertens，Murphy，2004）。顾客通过自身的经历获得了很多有关服务的体验性知识，这些知识是企业员工在工作过程中无法获得的，但是对于企业改进服务却是非常重要的（Bettencourt，1997）。虽然顾客提供的反馈信息是非常有价值的、并且是一种分外之举，但是它却不是企业提供服务的先决条件（Yi，Gong，2012）。

（六）推荐

推荐即顾客将企业或者它的员工向家人朋友推荐（Groth，Mertens，Murphy，2004）。顾客传播企业的正面口碑意味着顾客对企业的忠诚程度。顾客口碑传播有利于企业正面形象的建立、促进企业产品销售和服务销售、提高顾客对企业服务质量的感知和评估、增加企业的顾客数量（Bettencourt，1997；Groth，Mertens，Murphy，2004）。像其他顾客公民行为一样，顾客的推荐行为是完全自愿，并且对于价值共创是否成功也不是强制的。

（七）帮助

帮助指向其他消费者提供建议或者提供信息的意愿。在服务共创的过程中，顾客可能会向其他顾客提供帮助，而不是向员工提供帮助，因为其他顾客可能需要他人的帮助才可以完成交易或者完成服务共创的过程（Groth，Mertens，Murphy，2004）。Rosenbaum 和 Massiah（2007）也曾经指出移情效应会促进顾客间的相互帮助。因为当顾客看到其他顾客面临困难时，会回忆起自己曾经也经历过类似的困难，自己那时是多么的无助，或者当有他人帮助自己时，自己又是多么开心等。这些回忆和感同身受会促进顾客向其他顾客实施帮助行为（Yi，Gong，2012）。

（八）包容

包容指当服务不能够满足顾客期望时，顾客愿意保持耐心（Lengnick-Hall，Claycomb，Inks，2000）。服务失败是顾客流失的第二大原因。顾客流失会损害企业的市场份额和企业的获利能力。顾客包容可以帮助企业不会受到顾客流失的影响（Keaveney，1995）。Yi 和 Gong（2012）创建的价值共创测量量表将会推动有关价值共创的实证性研究开展。价值共创量表如表 3-2 所示。

表 3-2 价值共创测量量表

信息搜索	
1	我向其他人询问该服务内容
2	我向其他人询问哪里可以得到这个服务
3	我留心别人如何很好地使用该服务
信息分享	
1	我清楚地解释我希望该公司员工做什么
2	我向该公司员工提供恰当的信息
3	我提供必要的信息来帮助该公司员工提供服务
4	我回答该公司员工提出的所有与服务有关的问题
负责行为	
1	我做所有需要我做的事
2	我完成该公司员工期望我做的所有事
3	我做我分内之事以完成交易
4	我遵循该公司员工的指导或指令
人际间的互动	
1	我对该公司员工友好
2	我对该公司员工慈善
3	我对该公司员工礼貌
4	我对该公司员工彬彬有礼
5	我对该公司员工的行为不粗鲁
反馈	
1	如果我知道如何改进服务，我会告诉该公司的员工
2	如果该公司员工为我提供了优质的服务，我会加以评价
3	如果我遇到了问题，我会让该公司的员工知道

续表

推荐	
1	我会向他人讲述该公司及其员工的好事
2	我向他人推荐该公司及其员工
3	我鼓励朋友和家人使用该公司的服务
帮助	
1	如果其他顾客需要我的帮助，我会帮助他们
2	如果其他顾客遇到困难，我会帮助他们
3	我教其他的顾客如何正确地使用服务
4	我给其他顾客建议
包容	
1	如果服务并未如我所愿，我愿意忍受
2	在服务提供过程中，如果该公司员工犯错，我愿意耐心等待
3	如果等待时间比我想象的要长，我愿意接受

（来源：Yi，Gong，2012）

第四章　病患价值共创

在传统的医疗服务环境下，医疗工作者定义医疗服务的内容，病患被动地接受医疗服务（Deshpande，1983；Payne 等，2008）。当今，病患可以积极地参与健康管理，并根据自身的特殊情况与医疗服务人员一起制定具体的医疗方案（Prahalad，Panaswamy，2004）、与医疗服务者共享服务创新的创意（Ouschan 等，2000）、参加医疗有关的研究（如：Frost，Massagli，2008；Sarasohnkahn，2008）等。这些病患参与的价值共创行为不但切实提高了医疗服务的技术质量和功能质量（Grönroos，2007），而且提高了病患的健康水平（如：Aschcroft 等，1986；Fallowfield 等，1990），因此，病患参与的价值共创吸引了病患和医疗工作者的关注（e. g. , Ouschan 等，2000）。

毫无疑问，病患在医疗保健服务中的价值共创行为也吸引了越来越多学者的关注。现有有关病患价值共创的研究多集中于：①病患价值共创的行为模式（Elg 等，2012；McColl-Kennedy 等，2012；Nambisan，Nambisan，2009）；②病患价值共创带来的积极效果（McColl-Kennedy 等，2012；Nambisan，Nambisan，2009）。在价值共创的过程中，病患发挥了不同的作用，其角色跨越了价值共创项目的积极领导者和被动参与者（McColl-Kennedy 等，2012；Nambisan，Nambisan，2009）。但是也有研究表明并不是所有病患都希望参与价值共创（McColl-Kennedy 等，2012），因为在价值创造过程中病患需要付出诸多努力与多方人员合作与互动。此外，参与价值共创也会给病患带来一定的风险（Etgar，2008）。病患价值共创已经成为服务科学领域的研究重点（Ostrom 等，2010），并对医疗服务的效果带来决定性的影响（如 Aschcroft 等，1986；

Fallowfield 等，1990）。

一、病患价值共创概念

病患价值共创指病患和医疗服务提供者在服务网络中通过多方互动和资源整合而实现的利益（McColl-Kennedy 等，2002）。根据服务主导逻辑，病患和医疗服务提供者是资源整合者，他们将操作性资源（如知识和技能）和对象性资源（如设备、药品和财务资源）进行整合以实现他们共同的利益（Vargo，Lusch，2008a；Vargo，Akaka，2009）。这些资源有多种来源，如医疗服务人员、公共资源、病患所处的社会网络、病患的个人知识、病患的经历与个人技能等（Vargo，Lusch，2011）。

病患在医疗服务领域的价值共创行为具有多样性。这些病患价值共创行为相互组合又形成不同的病患价值共创模式（McColl-Kennedy 等，2012；Nambisan，Nambisan，2009；Ouschan 等，2000）。在不同的模式中病患通过不同的行为承担了不同的功能，并且比以往更加积极地来参与到自身健康的管理中（Badcott，2005；McColl-Kennedy 等，2012；Ouschan 等，2000）。此外，Nambisan 和 Nambisan（2009）识别出病患在在线健康社区中共创价值的四种模型。在不同的模型中病患或者医疗服务者担当价值共创项目的领导者，价值共创的结果包括服务改进的创新性建议及新医疗服务的快速推广等。在这些病患参与的价值共创模式中，知识创造和知识分享对于价值共创项目的成功与否起到了决定性的作用，因为它们是操作性资源的来源，并使得操作性资源与对象性资源的整合成为可能。

病患参与价值共创可发生在多类型环境中，如传统的医疗服务场所、日常个人生活场所、甚至虚拟社区（McColl-Kennedy 等，2012；Nambisan，Nambisan，2009；Prahalad，Ramaswamy，2004）。在传统的医疗服务场所发生的价值共创过程中，医生的职责已经从专业的医疗服务提供者转变为医疗服务的促进者，他们和病患一起设计诊治方案和服务内容（Badcott，2005；Elg 等，2012；

Prahalad，Ramaswamy，2004）。在在线健康社区中成员间知识共享和知识创造是经常发生的，因为相似的经历和处境使得在线健康社区成员间的互动水平和知识创造水平都高于其他虚拟社区。在在线健康社区中成员的知识贡献和知识创造是自发的和有意识的（Frost，Massagli，2008），因为他们希望通过此途径来帮助其他的成员，让他们更好地克服疾病带来的困难。在在线健康社区中，病患也参加服务设计，他们积极地提供自己富有创建性的建议、分享医疗知识及采用其他一些行为（Nambisan，Nambisan，2009）。在日常生活中，病患的价值共创更多的是信息整理、组合补充疗法等（McColl-Kennedy 等，2012）。Neader 和 Skott（2008）发现参加价值共创，成功地实施价值共创行为的医疗服务者有以下特征：心智成熟、友好、知识渊博，并且能够承认在某些时候自己可能会犯错。

二、病患价值共创行为

（一）病患参加价值共创的三个维度

病患参与价值共创的行为有三个维度，即病患参与、病患教育和病患控制（Ouschan 等，2000）。这三个维度都与病患价值共创行为相关。Roter 和 Hall（1992）指出病患教育会让病患觉得对自己的病情有更大的控制力度，并且让病患觉得他们对自己的病情好转负有不可推卸的责任。这会鼓励和促使病患在接受诊治的过程中积极主动地向自己的医生问更多的问题。还有学者研究发现如果对病患进行适当的培训让他们更加有自信心和更加乐意参与，那么他们会对共同制定医疗诊治方案表现出更大的兴趣（Greenfield，Kaplan，Ware，1985）。见图4-1。

此外，DiMatteo 等人（1994）研究发现对病患进行教育并且对医疗诊治互动环节进行改变会让病患在诊治过程中发挥更加积极的作用，并让他们感觉对自己的病情有更强的控制力。Funnel 等人（1991）指出当病患罹患慢性疾病（如糖尿病）时，与传统医学模型不同，在价值共创过程中疾病是一种社会心理生理疾病而不单单是生理疾病。病患是问题的解决者，而医疗服务工作者只是发现问题和了解病患的需求。因此，病患的行为变化应该是一种内驱力影响的结果（病患自己影响自己的行为）而不是外驱力影响的结果（医生等医疗服务工作者）。此时，医疗服务工作者的目标不再是让病患遵守医嘱，而是让病患根据信息作出决策。因此，病患和医疗工作者之间是平等的和民主的关系。他们对于医疗诊治的结果负有共同的责任（Funnel 等，1991）。

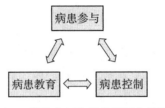

图 4-1　病患参与价值共创三个维度

（二）病患价值共创行为

常见的病患价值共创行为有协同操作、信息整理、组合补充疗法、共同学习、改变行为方式、建立联系、共同生产及与价值共创过程相关的大脑活动（McColl-Kennedy 等，2012）。协同操作指病患能够配合医疗工作者的工作，遵守医嘱，并履行一个病患应该做的分内之事，例如接受服务者提供的信息和配合医疗服务者的工作。信息整理指病患能够积极地从各个途径收集信息，并对这些信息进行整理。当拥有大量信息后，他们对自己的病情也有了更加客观的了解，因而可以管理自己每一天的基本活动（McColl-Kennedy 等，2012）。组合补充疗法指病患能够积极地收集补充疗法，并根据自己的情况对这些疗法进行组合和实施，例如他们会根据自己的病情选择使用中药、锻炼、节食和沉思（思维疗法）作为辅助疗法。这些补充疗法虽然不能够根治病患的疾病，但是能够在很大程度上提升医疗的效果（McColl-Kennedy 等，2012）。

共同学习指病患能够积极地从其他来源查询医疗知识，并且和其他医疗服务者分享这些知识。这些知识的分享能够提高诊治方案的科学性，也能够增进病患对于诊治方案的了解，进而能够提高疗效（McColl-Kennedy 等，2012）。改变行为方式指病患在价值共创过程中有意识地采取某些行为以让自己保持一种比较平和的心态，或者让自己保持一种积极的心态，如为了让自己适应生病后的生活而对自己的生活进行长期的规划，例如在未来的生活中是否继续全职工作等。此外，病患有时候还有意识地占据自己的思维，强迫自己忘记一些事情，特别是自己患有某种疾病的事情（McColl-Kennedy 等，2012）。建立联系指病患积极地同他人建立和保持联系，以让自己觉得自己有很多的朋友，自己并不孤独。这种情感在很多时候能够帮助病患勇敢面对疾病（McColl-Kennedy 等，2012）。

共同生产指病患积极地参与到诊治方案的讨论和制定中去。在其中他们不但主动地向自己的医疗团队分享自己的实际情况，还有可能将自己收集到、学习到的医疗知识运用到讨论和医疗方案制定中去。病患的加入使病患和医疗团队共同制定出来的医疗方案更加科学，更加具有针对性。此外，病患还会对自己医疗团队进行管理，如他们可能会根据自己的需要、喜好选择、聘用和"解雇"自己的医生。他们这种对自己的医疗团队进行积极管理的方式也能够保证他们和医疗团队之间的顺利沟通（McColl-Kennedy 等，2012）。病患价值共创的最后一种行为就是在价值共创过程中病患的所有大脑活动，例如他们是否抱有积极的态度和观念、是否对医疗诊治结果充满希望、当得知自己罹患了疾病及诊治过程中他们的情感如何变化、他们是否重新思考自己的人生意义、理解和接受当前的实际情况等。病患参加价值共创行为的具体定义如表 4-1 所示（McColl-Kennedy 等，2012）。

表 4-1 　　　　　　　　　　　**病患实施的价值共创行为**

行　为	例　子
协同操作	接受服务者提供的信息 配合医疗服务者的工作
信息整理	分类和整理信息，管理每一天的基本活动
组合补充疗法	使用补充性药品(如中药)、锻炼、注意节食、沉思
共同学习	积极地去从其他来源寻求知识(互联网、其他医生)并和其他医疗服务者分享这些知识
改变行为方式	管理长期的适应性变化，例如决定自己在将来是否工作及是否全职工作。 有意识地将自己的思维占用，以不让自己去想某些事情，如学着不让自己想起自己得了癌症
建立联系	建立和保持联系，如让自己觉得和朋友之间有着很好的联系，不会感到孤独
共同生产	帮助医疗工作者设计诊治方案，并且参与医疗队伍组成的讨论
与价值共创过程相关的大脑活动	抱有积极的态度和观念，充满希望 情感状态和变化 重新思考和理解，接受当前的实际情况

（来源：McColl-Kennedy 等，2012）

三、病患价值共创的行为模式

McColl-Kennedy 等人（2012）将病患的以上几种价值共创行为进行提炼，总结出五种病患价值共创行为模式：团队管理、寻求孤独、合作、实用性适应和被迫服从。

（一）团队管理

团队管理的主要特征是病患通过多种行为参与价值共创过程，并在价值共创的过程中与其他"团队"成员高度互动。在团队管理式的价值共创行为模式下，病患会采用协同操作、信息整理、组合补充疗法（如节食、锻炼、草药疗法）、共同学习、建立联系（与医生、家人、朋友、护士等建立联系）、拥有正面的态度和情感、积极思考、积极锻炼身体。实施该类型价值共创行为模式的病患通常会积极地对自己的医疗团队进行管理，并且这个团队通常是由家人、朋友、医疗专家、支持团队等组成。在此价值共创行为模式下，病患与团队中的其他成员之间存在高度的互动，病患在价值共创的过程中展现出很强的团队管理能力。此外，这种行为模式通常伴随着共同生产行为，例如帮助医疗工作者来管理自己的诊治方案、同医疗工作者一起设计自己的诊治方案、重新组合自己的医疗团队甚至是重新选择自己的主治医生。采用这种价值共创的行为模式的病患通常具有以下特征：拥有高生活质量、乐于帮助别人、抱有中度到高度的存在主义、高度的心理健康（McColl-Kennedy 等，2012）。

（二）寻求孤独

寻求孤独指病患在价值共创的过程中采取大量的活动，但是他们却保持与他人间的低水平互动。这些病患与他人之间的互动是非常表面化的，并表现出很强的自我关注。他们有大量的情感变化和情感活动，希望保持自己的完全独立性，因而他们不与其他人分享他们自己的感受和面临什么样的问题。他们会尽量不向他人详细讲述自己的病情、症状、经历的问题和努力控制自己的情感。他们在价值共创的过程中采用了大量的行为，如协同操作、信息整理、共同学习、组合补充疗法。这些病患对自己在价值共创过程中的作用定义为保持自己和他人的距离。采用这种价值共创行为模式的病患与采用团队管理行为模式的病患有点相似，因为他们参与了协作和交流，但是他们不像团队管理行为模式执行者那样开放。这种价值共创行为模式的特点是：病患高度内敛、自我关注和整体生活水平低、对于帮助积极性低、低存在主义、心理状态不是很健康（中度压抑感、焦虑、忧愁和恐惧）（McColl-Kennedy 等，2012）。

（三）合作

合作价值共创行为模式的特点是病患在价值共创过程中采用适度的行为，并和他人进行中度的互动。采用这种价值共创行为模式的病患通常是与他们的医生和少数的医疗工作者进行互动。这些病患认为在价值共创的过程中他们的角色是合作者，并且主要和关键性的服务提供者（他们的医生）进行合作。在价值共创过程中他们会和医生进行协作、整理信息、组合补充疗法，并且他们也会进行大量的大脑思维。他们也会参加到共同生产中，例如他们会帮助组成诊治团队。此外，采用这种价值共创行为模式的病患通常可以获得多方帮助。因此，采用此类型价值共创行为模式的病患通常具有高质量的生活、对帮助和抱怨抱有正面的态度、具有中度到高度的存在主义、心理健康程度较高（McColl-Kennedy 等，2012）。

（四）实用性适应

实用性适应价值共创行为模式的特征是病患通常采用的价值共创行为较少（协作、收集信息、建立联系和进行大量的大脑思维，尤为是积极思维和理解含义）、但是他们同不同的价值共创参与者之间保持着高度的互动。他们在价值共创的过程中表现出高度的适应能力，即适应变化了的环境。他们会积极地向多方寻求帮助，并从来没有因为自己罹患某种疾病而感到羞耻。采用这种价值共创行为模式的病患通常具有以下特征：中度水平的生活质量、对帮助有较高的支持性、中度的存在主义、中度的心理健康程度（McColl-Kennedy 等，2012）。

（五）被迫服从

被迫服从价值共创行为模式的特点是在价值共创的过程中成员间（病患和医疗工作者之间）的互动程度低、病患实施的价值共创行为类型少、病患服从医生的医嘱。可以讲，在这种价值共创的行为模式中，病患的特征是接受医生的一切医嘱，而丝毫不会去质疑医生的医嘱是否科学、是否适合自己的病症。采用这种价值共创行为模式的病患相信他们自己的职责就是服从医生的指示，并表现出强烈的外部控制性。这些病患会实施共同操作和信息整理。但是他们并不会采取一些积极主动的行为去进行健康管理，如到互联网上搜寻更多的相关医疗知识、积极参加锻炼、采取健康的生活方式等。在价值共创的过程中，他们不会付出更多的努力，不会参与太多的共同生产活动及自我创造活动。采用这种价值共创行为模式的病患通常生活质量较低、心理状态不是很好、拥有较低的存在主义、体能较差（McColl-Kennedy 等，2012）（见表4-2）。

表 4-2　　　　　　　　　　病患价值共创的行为模式

行为模式	角色作用	行　为	互　动	生活质量
团队管理	组成和管理团队	协作（遵守基本要求） 整理信息 共同学习 建立和朋友、家人、医生、护士等之间的联系 组合补充疗法 以积极思维等为特征的大脑活动 共同生产活动（管理诊治方法、共同重新设计诊治方案、重新组成医疗团队）	与大量个体进行大量深层次的互动	心理状态：高度正面 存在主义：中度到高度正面 支持：高度正面 体能：低到中度负面

续表

行为模式	角色作用	行　为	互　动	生活质量
寻求孤独	保持与他人之间的距离	协作(遵从医嘱) 收集信息 共同学习 组合补充疗法 大脑活动(情感活动) 共同生产活动(管理诊治方案、重新设计诊治方案、重新组成医疗团队)	与不同价值共创参与者之间的互动数量较低(保持他们之间的距离)	心理状态：中度负面 存在主义：低度正面 支持：低度正面 体能：低到中度负面
合作	合作者(主要和医生合作)	协作(顺从式的协作) 整理信息 和医生一起组合疗法 大脑活动(积极思维) 共同生产(管理诊治方案、重新设计诊治方案、重新组成医疗团队)	与价值共创的其他参与者之间保持中度的互动，采用的行为数量中度	心理状态：中度到高度正面 存在主义：中度到高度正面 支持：高度正面 体能：低到中度负面
实用性适应	去适应	协作(遵从医嘱) 手机信息 与家人、朋友、和支持团队建立联系 改变行为方式 大脑活动(正面思维、理解含义)	与价值共创参与者之间有大量的互动	心理状态：中度正面 存在主义：中度正面 支持：中度到高度正面 体能：低到中度负面
被迫服从	服从	协作(遵从医嘱) 整理信息	同少数人(主要是医生和其他医疗工作者)进行低水平的互动	心理状态：低度正面 存在主义：低度正面 支持：低到中度正面 体能：低到中度负面

（来源：McColl-Kennedy 等，2012）

四、病患参与价值共创的重要管理意义

传统医疗服务过程中，医疗工作者控制着病患可以获得和使用的医疗资源，如某些药品只有医生开具处方后，病患才可以使用，又如，只有取得行医资质的医生才可以给病患做手术等。病患在接受诊治的过程中只有少量的自主权，如不服用医生开具的处方药或不按时服用药物、不采用医生推荐的诊治方法。绝大多数病患并不具备专业医疗知识去确定自己的病情和确定自己应该采用什么样的诊治方法（Badcott，2005）。并且在传统的医疗服务提供过程中，病患和医生并没有太多的机会和时间来进行充分的沟通和交流。但是在病患价值共创过程中医疗工作者的作用已经从医疗服务的提供者转变为医疗服务顺利开展的辅助者；病患的作用已经从被动的医疗服务接受者转变为医疗服务的积极贡献者（Badcott，2005）。病患价值共创可以显著地影响医药保健服务的效果，例如降低医疗服务费用、提高医疗效果、改进病患的心理健康程度、提高病患对医疗服务工作者的满意程度（Aschcroft 等，1986；Fallowfield 等，1990；Gill 等，2011；Martin 等，2005；McColl-Kennedy 等，2012）。

Badcott（2005）在价值共创的过程中，病患和医疗工作者积极地参与到治疗过程中去，并把自己所拥有的知识进行共享。病患价值共创的过程中如果病患和医疗服务提供者之间存在信息共享的合作联盟，那么医疗服务的效果将会得到大幅的提升。Fallowfield 等人（1990）发现，如果让病患自己决定是否参与随机性的临床试验，那些自己决定是否参加随机性临床试验的病患通常在手术之后经历较低程度的焦虑和压抑，即在接受诊治后有较高水平的心理健康程度。Martin 等人（2005）发现忘记、误解和忽略医嘱是影响病患是否遵从医嘱的主要原因。在价值共创的过程中，医疗工作者和病患之间有着充分的沟通，例如医生会给病患机会来谈他们自己的故事和患病后的感受。病患和医疗服务者之间的沟通可以提高他们之间的相互理解和信任，并且可以让医疗工作者发现以下几个方面如何影响病患对医嘱的遵从程度：信念、态度、主观规范、特殊环境、社会支持、情感健康挑战和压抑。医疗工作者和病患之间的沟通与交流对于选择一个恰当的诊治方案是必要的。因此，病患价值共创可以让医生更好地理解病患，并且可以提高病患对医嘱的遵守程度和病患的满意度，这些最终提高了医疗保健服务的效果（Martin 等，2005），进而可以降低日后的医疗费用。Gill 和 Cameron（2011）发现医疗服务设计过程中病患价值共创可以提高服务水平。首先，医疗服务提供者在设计医疗服务时应该从病患的角度出发，关注病患的承诺、利益、偏好等。其次，在服务设计的过程中，病患应该积极地参与到设计过程中去，医疗服务提供者应该充分地与病患进行沟通、帮助病患建立自信心、让病患参与设计过程、建立与病患之间的相互信任、建立与病患之间的和谐关系等。最后，确保医疗服务的直接提供者有必要的专业知识、在工作过程中具有主动性、在决策制定和执行中能够发挥自己应有的作用。此外，医疗服务提供者应该向病患分享和交换服务有关的知识，充分发挥病患的积极性、让其参与决定的制定。这些都会提高服务的水平。

五、病患价值共创研究方法及研究结果的管理建议

（一）日记研究法

Elg 等人（2012）通过日记方法研究了医疗保健服务设计过程中的病患价值共创行为。他们的研究表明医疗保健服务设计阶段中病患价值共创主要环节包括：准备、执行、学习及一些具体的行为。在准备阶段，医疗服务机构需要选取关注的医疗服务过程。医疗服务过程的选取具有重要的研究方法方面的意义，因为在不同的服务过程中病患会有不同的价值共创行为。因此，研究者和管理者在选取价值共创过程的时候应该选取那些最可能发生价值共创行为的过程。通常慢性病患者使用的医疗服务中存在更高程度的价值共创，因为慢性病诊治效果很大程度上依赖于病患的积极参与（Elg 等，

2012）。医疗服务机构有明确定义的战略意图在服务设计阶段是非常重要的（Ovretveit，2008）。因此，企业可以根据企业宗旨及目标和病患价值来选取战略领域（Elg 等，2012），例如主要病患使用的服务、存在可以改进的服务环节。

在设计阶段和记录日记的阶段，医疗服务机构应该考虑如何控制日记从始至终的记录过程。因为病患在日记中通常会记录一些敏感信息、病患的软弱之处，因此医疗服务机构应该考虑如何接触病患、应该接触哪些病患、应该如何处理和储存病患的日记、谁有资格接触和使用这些数据（Elg 等，2012）等。此外日记的内容应该与医疗保健服务开发有关。在日记的介绍部分，医疗服务机构应收集病患的基本人口统计信息和就诊的原因。在第二部分，病患应该围绕着两个主题写日记：每天的病情、和医疗工作者之间的接触。病患还可以写下自己对于医疗服务改进的建议（Elg 等，2012）。在选择媒介阶段，医疗服务机构可以提供三种记录日记的媒介，如纸笔、博客和电话（Elg 等，2012）。每种媒介都有自己的优缺点，但是由于病患个人健康状况的不同，医疗服务机构应该提供多种选择。

在病患招募环节，医疗服务机构应该选择特定的、医疗服务机构最关心的病患群体。此后，医疗服务机构应该通过多轮有效的方式与病患进行接触。在病患招募的过程中，医疗服务机构应该保证信息的透明性，告诉病患在整个研究过程中他们的隐私会受到如何保护，并告诉病患因为这个参与活动是自愿的并不会对其他病患带来伤害。最后医疗服务机构应该告诉病患他们可以在任何时间退出研究（Elg 等，2012）。在实施过程中医疗服务机构应该对病患的写日记行为进行支持，保证他们能够将写日记的行为长期坚持下去，并且在日记中能够充分反映有效信息（Elg 等，2012）。

最后，医疗服务提供者可以通过收集病患的创意、总结病患的报告、讲述病患的描述来从病患那里学到很多东西（Elg 等，2012）。通过日记方式研究病患在医疗服务开发过程中的价值共创行为如图 4-2 所示。在学习阶段，医疗服务者的具体学习行为如表 4-3 所示。

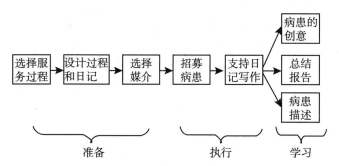

图 4-2　通过日记方式研究病患价值共创的主要步骤

（来源：Elg 等，2012）

表 4-3　　　　　　学习阶段医疗服务者的具体学习行为

病患创意

来源	有关病患的创意
目的	将病患创意用作进行创新和开发服务过程的基础
描述	日记中记录的显性知识和隐性创意
目标听众	过程改进团队

总结报告

来源	所有病患的日记和创意
目的	识别医疗服务过程中的关键性事件和领域，这样在今后的工作中才会有针对性
描述	系统地阅读病患的日记。识别出关键性的正面、负面事件，并按照事件发生的地点进行排序
目标听众	过程改进团队、过程团队成员、过程管理

病患叙述

来源	专门选取的一些病患日记

目的	提高对病患的整体理解和从病患角度提供服务
描述	强调每个病患的个人故事。将一个感兴趣的病患日记选取出来，然后以录像或者故事书写方式进行报告。将这些信息向有问题的组织展现，并作为讨论的基础
目标听众	特定过程的管理者和员工、整个医疗服务机构

Elg 等人（2012）研究结果为医疗服务机构设计和实施通过病患记录日记的方式进行价值共创方案提供了具体的指导性建议。

（二）消费者文化理论研究法

在过去的 20 多年间，消费者文化理论已经成为研究消费者行为的一种重要的研究方法。消费者文化理论研究商业形象、文字、消费者使用的物品之间的内在联系，并提炼消费者所处环境的整体内涵和对成员行为进行指导（Kozinets，2001）。消费者特定的社会文化角色和关系对这些内涵带来了影响。消费者文化理论认为文化是由经历、含义和行为交织而成的（Geertz，1983）。由于文化的内在性和复杂性，它不能够作为消费者行为的直接影响因素。消费者文化塑造了消费者的行为、感觉、思想、行为方式和含义解释（Askegaard，Kjeldgaard，2002；Holt，1997）。通过采用消费者文化理论研究，我们可以获得以下四方面信息来拓展我们拥有的有关消费者行为的知识：①消费者认同；②市场文化；③消费的社会历史模式；④市场中的思想体系和消费者的解释策略（Arnould，Thompson，2005）。

1. 消费者认同

消费者文化理论研究消费者如何与营销者提供的材料一起，以共同构造和共创生产的方式形成一致的身份认同（Belk，1988；McCracken，1986）。也就是讲，市场是一个充满神秘和象征性资源的地方，在其中消费者甚至是那些没有直接参与消费的消费者都能够形成自己的身份认同（Belk，1988；Hill，1991；Holt，2002）。消费者是身份认同的寻求者和制定者，因此消费者认同项目是目的驱动的（Mick，Buhl，1992；Schau，Gilly，2003），虽然很多时候这个目的是非常隐性的、存在矛盾的、存在内容冲突性的、不清晰的甚至是病态的（如 Mick，Fourier，1998；Murray，2002）。消费者文化理论研究了消费者认同项目和市场的结构性影响之间的关系，并指出市场为消费者创造了某种位置，消费者选择是否使用这个位置（Arnould，Thompson，2005）。虽然消费者在取得这些市场位置后也可以追求自己的目标，但是他们的目标追求也会受到自己身份认同的影响，并且他们身份认同是受到消费者驱动的大的经济环境的影响并与之相一致（Arnould，Thompson，2005）。

2. 市场文化

消费者文化理论对市场文化的研究主要关注于市场文化互动中的特质（Arnould，Thompson，2005）。与传统的人类学研究不同，消费者文化理论不是把消费者视为文化的载体，而是视为文化的创造者。因此，消费者文化理论研究者通常会研究：消费行为的出现如何影响文化，包含行为信息和解释信息的文化又是如何影响消费行为？学者们还通过消费者文化理论研究消费者如何形成社会团结感和形成特异性的、碎片化的、自我选择的、变幻的文化世界（Arnould，Thompson，2005）。在这个世界中，消费者们寻求公共的消费兴趣（Belk，Costa，1998；Kozinets，2002a；Schouten，McAlexander，1995）。

3. 消费的社会历史模式

消费者文化理论研究制度和社会结构对消费的影响，如社会阶层、社区、种族和性别。具体而言，在这个领域中，学者们通过消费者文化理论研究消费者社会是什么，它是如何组成和维持的（Arnould，Thompson，2005）。为了实现这个研究目的，学者们研究消费选择和消费者行为受以下因素影响的过程：社会等级（例如

Allen，2002；Holt，1995）、性别（例如 Bristor，Fischer，1993；Thompson，1996）、种族（如 Belk，1992；Mehta，Belk，1991）、家庭和其他组织（Moore-Shay 等，2002；Wallendorf，Arnould，1991）。此外，消费者文化理论的研究还关注消费者经历、信念系统、实践和内在的制度/社会结构之间的关系（Arnould，Thompson，2005）。

4. 市场中的思想体系和消费者的解释策略

消费者文化理论研究消费者思想体系，即研究含义系统如何通过对社会中主导利益进行保护的方式来对消费者思维和行为进行指引和复制（Hirschman，1993）。在这个研究领域中学者们通常研究：商业媒体传播了什么规范性消费信息（Hirschman，1988）？消费者如何解读这些信息并作出关键性反应（例如 Hetrick，Lozada，1994；Hirschman，Thompson，1997；Murray，Ozanne，1991）？在这类研究中消费者通常被认为是信息的解读者，并进行着各种信息解读的活动，如：消费者认同、广告中展现的消费者的理想生活方式、与理想思想体系不一致的潜意识（Arnould，Thompson，2005）。在宏观层面，消费者文化理论研究经济和文化大环境对消费者认同项目和对独特社会互动环境下定义认同方式的影响（例如 Belk 等，2003；Bonsu，Belk，2003）。在中观层面，学者们通过消费者文化理论研究特定文化生产系统如何系统化地影响消费者对某种认同项目的接受程度。这些特性文化生产系统包括市场沟通或时尚产业（Arnould，Thompson，2005）。

McColl-Kennedy 等人（2012）用消费者文化理论的方法研究了消费者消费医疗保健产品过程中的价值共创行为。他们识别出五种病患价值共创行为模式：团队管理、寻求孤独、合作、实用性适应、被迫服从。因为在不同的价值共创过程中，消费者承担着不同的角色和责任，付出了不同的努力和经历了不同的情感变化，最终导致了不同的健康结果。因此，管理者应该鼓励病患进行那些能够产生积极健康效果的价值共创模式。此外，医疗机构的管理者应该转变对病患观点，将其视为价值共创的实现者。McColl-Kennedy 等人

（2012）甚至提出医疗机构的管理者有必要考虑对经营模式进行改变。

（三）网络民族志研究法

网络民族志是一种新的定性分析方法（Kozinets，2002b）。它将民族志的研究方法运用到研究在以计算机为媒介的交流中文化和社区是如何出现的。它使用在线社区或者论坛中的公开数据去识别和理解在线消费者群体的需求和决策影响因素。与传统的、市场为导向的民族志研究方法不同，使用网络民族志研究方法时，研究者可以花费更少的时间去整理和解释数据。此外，网络民族志与传统民族志研究方法的不同是研究者在研究的过程中可以完全不干预和不影响消费者的行为（Kozinets，2002b）。此外，网络民族志和小组座谈、个人访问也有所不同。网络民族志让研究者能够观察消费者自然发生的行为，如信息搜寻、口碑传播等。因为网络民族志是自然和不干预消费者行为的研究方法，所以研究者可以持续地获得消费者在某一虚拟社区中的信息。这种信息的可以获得性为消费者研究者提供了很好的研究机会。但是网络民族志也有它的缺点，它只关注于在线社区、研究者需要有一定的解释能力、研究结果是否可以在在线社区外运用受到一定的影响（Kozinets，2002b）。

在实施网络民族志研究时，研究者应首先持有一个特定的市场研究问题并识别出特定的、能够给这个问题提供答案的在线社区进行研究（Kozinets，2002b）。其次，研究者应该对这些社区有足够的了解并对他们希望去研究的成员有足够的了解。识别相关的虚拟社区（在线论坛）将是具有巨大价值的研究准备。一旦研究者选取了适当的虚拟社区，研究者将根据以下标准去选择最佳的研究对象：①关注问题更加集中、与研究问题更加相关的虚拟社区或讨论组；②成员积极地贴帖子；③大量不相关的帖子信息；④帖子信息描绘具体、内容丰富；⑤成员间有更多的互动（Kozinets，2002b）。

在数据收集和分析阶段，研究者需要采用以下方式收集信息：①直接将在线论坛或虚拟社区中的信息拷贝下来；②研究者将自己的观察记录下来。与传统的民族志研究方法不同，在进行网络民族志研究中，研究者不需要对信息进行转录。因此，在网络民族志研究过程中，研究者可以更加容易地、以更低的成本获得研究数据（Kozinets，2002b）。此时，研究者选择存储哪些信息、收集哪些信息是非常重要的，并且数据收集和分析过程应该受到研究问题和可获得资源的影响。此后研究者可以对收集到的信息进行简单的分类。与扎根研究非常相似（Glaser，Struass，1967），只要关注的重要问题还有新的见解出现，研究者就要继续数据收集的过程。有一些研究者可能直接控制了分析帖子的数量、分析多少个成员的行为，因此通过网络民族志的方式，研究者可能很快就得到有用的和有趣的研究结论（Kozinets，2002b）。在数据收集的过程中，研究者并不需要像传统的民族志研究者那样去记录一些实地的观察数据（Kozinets，2002b）。

在数据分析过程中研究者必须将数据放在在线论坛或虚拟社区的情境下进行分析。因为研究者跟踪了虚拟社区（在线论坛）的相关行为，网络民族志研究方法可以帮助研究者理解社区中讨论和成员间的活动（Kozinets，2002b）。在数据收集和分析的过程中，研究者必须遵守传统的研究道德规范，即要诚实守信。最后研究者可以把研究结果向一些虚拟社区成员展现，让他们对研究结果进行验证。这也是网络民族志与传统民族志研究方法的不同（Kozinets，2002b）。

Jayanti 和 Singh（2010）、Zhao 等人（2013）采用网络民族志的方法分别研究了在线健康社区中成员的知识创造行为和驱动成员进行知识贡献行为的因素。他们的研究结果表明在线健康社区的管理者应该通过适当的策略和管理方式提高社区成员间的互动、社区内关系资本（信任、社会认同感）和认知资本（共同语言、共同愿景）的积累，进而提高成员的价值共创水平。

（四）调研法

调研法是一种常见的实证研究方法，它也被各个领域的学者广泛使用。Zhao 等人(2013)通过调研的方法收集数据去研究驱动在线健康社区成员进行知识共享和知识创造的因素。他们在 8 个美国在线健康社区中进行了在线问卷调查，参加调研的在线健康社区成员是罹患不同疾病的病患，其中大概有一半调研参与者是罹患危及生命疾病的病患，如乳腺癌、脑瘤等，其他调研参与者是罹患非危及生命疾病的病患，如肌肉酸痛、过敏、持续性头痛等。同时对患有不同疾病、不同严重程度疾病的病患进行调研能够保证研究结果的普遍性。他们的研究结果表明在线健康社区成员间的互动、在线健康社区中的社区资本都会对在线健康社区成员的知识创造和知识共享产生影响。他们的研究结果表明在线健康社区管理者应该通过制度政策的制定来鼓励成员间的相互关爱和规范他们的行为；他们通过网站功能设计来帮助成员更好地向其他成员表达自己的关爱、帮助成员更加容易地知道哪些成员的口碑较好和乐于帮助他人，并帮助成员非常容易地找到这些成员；他们通过展示在线健康社区的宗旨和定期整理社区中的信息来提高社区中认知资本的积累速度。

作者将现有有关病患价值共创的研究总结在表 4-4 中，以供读者对病患价值共创总体研究情况有一个清楚的了解。

表 4-4　　　　　　　　有关病患价值共创的研究总结

作　者	研究领域	研　究　发　现
Fallowfield 等(1990)	病患价值共创的效果	那些自己决定是否参加随机性临床试验的病患通常在手术之后经历较低程度的焦虑和压抑
Ouschan 等(2000)	病患价值共创模型	病患价值共创模型有三个维度：病患参与、病患教育、病患控制
Badcott (2005)	病患价值共创的特征	在病患价值共创过程中医疗工作者的作用已经从医疗服务的提供者转变为医疗服务顺利开展的辅助者。病患的作用已经从被动的医疗服务接受者转变为医疗服务的积极贡献者

续表

作　者	研究领域	研究发现
Martin 等（2005）	病患价值共创的效果	病患价值共创可以提高病患对医嘱的遵守程度和病患的满意度，这些最终提高了医疗保健服务的效果
Anderson 等（2007）	病患价值共创的技术环境	移动通信技术影响了技术提供者、医疗保健服务提供者和病患之间的价值共创
Frost 和 Massagli（2008）	在线健康社区中信息共享	在线健康社区中病患寻找那些有着特定经历的其他病友，并从他们那里得到有关特定问题的答案。通常在线健康社区成员也乐意向其他成员提供这些信息。在互动的过程中，他们建立起朋友关系
Neader 和 Skott（2008）	好的病患价值共创者的特征	参加价值共创、并成功地实施价值共创行为的医疗服务者有以下特征：心智成熟、友好、知识渊博，并且能够承认在某些时候自己可能会犯错
Nambisan 和 Nambisan（2009）	病患价值共创的模型	在线健康社区汇总有四种病患价值共创的模型：参与型、信息传播型、资源开放型、支持团队型
Gill 等（2011）	病患价值共创的效果	医疗服务设计过程中病患价值共创可以提高服务水平
McColl-Kennedy 等（2012）	病患价值共创的行为模式	有五种病患价值共创行为模式：团队管理、寻求孤独、合作、实用性适应、被迫服从

作 者	研究领域	研 究 发 现
Elg 等（2012）	在医疗服务设计过程中病患价值共创的过程	医疗保健服务设计阶段中病患价值共创主要环节包括：准备、执行、学习。医疗服务提供者可以通过收集病患的创意、总结病患的报告、讲述病患的描述来从病患那里学到很多东西
Zhao 等（2013）	病患参加价值共创的驱动因素	在线健康社区中病患成员的社会认同感是驱动病患在此环境下参与价值共创的驱动因素

（来源：Zhao 等，2013）

第五章　在线健康社区中价值共创模型

在线健康社区是病患进行价值共创的沃土（Normann，Ramirez，1994），因为这里有着丰富的、进行价值共创所必需的知识和资源。在线健康社区中病患寻找那些有着特定经历的其他病友，并从他们那里得到有关特定问题的答案。通常在线健康社区成员也乐意向其他成员提供这些信息。在互动的过程中，他们建立起朋友关系（Frost，Massagli，2008）。在在线健康社区中成员间分享的知识包括医学知识和体验性知识，这些可以帮助病患克服由疾病带来的困境（Josefsson，2005），并且可以帮助病患和多方面合作者一起进行价值共创（Zhao 等，2013）。在线健康社区中的知识和资源对于医疗工作者来讲也是非常宝贵的，因为通过阅读病患间的讨论，医疗工作者可以获得有关病患情感的知识（如病患得知自己罹患某种疾病后的感觉和情感变化）、有关病患在诊治过程中的感觉的知识（如病患吃了某种药后的感觉）、对医疗服务的态度（如他们是不是乐意采用某种诊治方案及为什么有这种想法）。这些知识对于医疗工作者制定科学合理的诊治方案、提高服务质量、与病患更好地进行互动提供了帮助（Zhao 等，2013）。此外，这些知识在课堂内和书本上是学习不到的。最后，医疗机构也可以从病患在在线健康社区中的讨论中获益，因为他们可以利用这些信息来开发新的服务项目和提高现有服务水平（Nambisan，Nambisan，2009）。因此，在线健康社区是研究和观察病患价值共创的"风水宝地"。

在线健康社区是病患参与医疗保健领域创新和价值共创的平台，它具有两大基本属性维度：在线健康社区成员在价值共创过程中的领导作用和在线健康社区成员在价值共创过程中的知识创造行为。有关创新管理的研究认为价值共创平台的领导者性质将可能影响价值共创的结果（Nambisan，Sawhney，2007；Sawhney，Prandelli，2000）。因此，该维度成为对在线健康社区中病患价值共创模型分类的一个关键性指标。Nambisan 和 Nambisan（2009）指出思考价值共创活动是由医疗服务组织领导还是由在线健康社区成员发动和领导的。第二个维度则关乎在线健康社区中知识创造活动。在线健康社区知识创造活动分成两大类（Nonaka，Konno，1998；Wenger，McDermott，Snyder，2002）：新知识创造（全新解决方案的提出或者与已有服务、治疗方法相关的创新性想法的提出）和知识分享（在线健康社区成员间共享有关疾病、治疗、服务等知识）。在线健康社区中价值共创模型如图 5-1 所示。

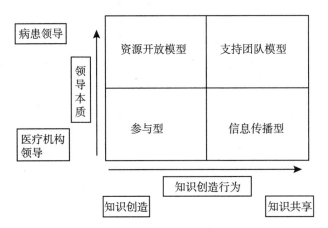

图 5-1　在线健康社区中价值共创模型
（来源：Nambisan，Nambisan，2009）

一、参与型价值共创模型

参与型价值共创模型指在线健康社区情景中，病患参与由医疗服务机构发起的价值共创活动。这类型的价值共创行为强调新知识的创造。医疗服务机构定义创新和价值共创的情境，如开展健康医疗研究活动、开发新的疾病治疗方法、改善医疗服务。在这些活动中，在线健康社区成员被赋予特定的角色并以创新合作者的身份被融入这个价值共创过程中。此时，在线建设社区中的知识创造的行为主要是知识整合，也就是价值共创的参与者将从在线健康社区成员那里得到的显性知识（创新性想法、新服务的评价等）与其他现有知识进行结合，进而产生出新的解决方案或者改善现有服务的创意（Nambisan，Nambisan，2009）。

癌症治疗药物 Gleevec 在开发阶段就采用了这种价值共创模式。在实验室实验中，科学家们发现 Gleevec 可以有效地缩小深受骨髓白血病折磨的患者身上的肿瘤大小。为了使得药物能够获得食物药品监督管理部门的批准，该药厂需要进行多轮临床试验。临床试验是一个非常漫长的阶段，这可能需要花费几个月甚至若干年。Gleevec 的生产厂家采用了参与型价值共创模式，建立起医疗机构-病患的合作关系。该疾病的患者组织起来，形成了一个叫做"生命救生艇"的群体，并通过电子邮件专题通信服务进行相互沟通，即组成了在线健康社区。在这个社区中，患者们可以分享他们对药品的知识、评论药物的好处和副作用以及他们在临床试验中的个人经历。通过整合在线健康社区中成员互动过程中产生的显性知识，Gleevec 的生产厂家获得了大量的新知识，特别是与药物潜在副作用相关的知识。在线健康社区的成立也让成百上千的病患者注册和参与药品临床试验。通过此途径，Gleevec 的生产厂家不但招募到了大量的志愿者参加临床试验，还收集了丰富的临床实验数据。Gleevec 的生产厂家发动的价值共创活动最终促进食品及药物管理局快速追踪药品审批过程。因此，这种价值共创模式不但缩短了药品从开发到投放市场的时间，还帮助病患更好地了解、并更早地获得有效的治疗选择。所以，越来越多的药厂和医疗机构通过在线健康社区招募志愿者进行临床试验等（Nambisan，Nambisan，2009）。

显然，在线健康社区成员参与对于医疗服务机构发起创新活动的成功与否产生巨大的影响，如是否可以降低创新成本和缩短产品（服务）投放市场的时间。正如 Gleevec 案例中展示的那样，在线健康社区成员参与到医疗服务机构发起创新活动中可以削减产品研发和测试时间，进而可以降低产品开发成本。更为重要的是，在线健康社区成员在价值共创过程中创造的新知识(例如，新药物可能会带来的副作用)能够为医疗服务机构提供一些关键性信息，这信息可以帮助医疗服务机构重新调整它们的研发和测试努力，这会降低研发过程中资源的不必要的浪费。早期参与研发活动的在线健康社区成员可以帮助其他成员消除对特定类型的药物或者治疗服务，甚至是研究方法(如原细胞研究)的疑虑，并且可以提高其他成员对最终结果的信任。这种合作关系有助于影响病患对医疗服务机构的态度(Nambisan，Nambisan，2009)。公开招募志愿者的号召能够让在线健康社区成员更加清楚地了解医疗服务机构的创新目标和活动，并让在线健康社区成员觉得自己是组织和创新精神的一部分，这最终导致他们对医疗服务机构及其产品更为正面的态度(Purdy等，2000)。

二、资源开放型价值共创模型

资源开放型价值共创模型指由在线健康社区成员主导的、专注于新知识创造的活动(Nambisan，Nambisan，2009)。在医疗保健行业中，越来越多的例子说明在线健康社区可以成为成员通过互动合作方式创造新知识的平台，也就是说成为病患主导的"研究中心"。这种价值创新模式与开源软件开发社区在两个关键方面是相似的。首先在线健康社区成员一起定义价值创造活动的目标，并共同承担对活动的合作和领导责任。其次，在线健康社区成员分享这些活动创造的利益(Nambisan，Nambisan，2009)。也就是说知识创造的成果归整个社区而不是任何一个企业和个人所有(Benkler，2006)。

在线健康社区对于罕见疾病患者(如第18号染色体的部分缺失和弹性纤维假黄瘤患者)的意义更为重大(Nambisan，Nambisan，2009)。由于患者数量十分稀少，在在线健康社区出现之前，这些疾病及其患者所受到的关注非常有限(Solowitch，2001)。在20世纪90年代末期和21世纪初期，一些患者创立了在线健康社区以方便患者与他人分享疾病相关的知识和经历。在线健康社区的成员们还扮演"民间科学家"的角色，通过相互合作发现新的治疗方式。

他们的活动包括建立血液和组织器官库、建立巨大基因数据库、提供数以百万美元的研发费用，并使大学和传统研究中心的研究人员与他们进行合作共同开展特定的研究项目。在这些价值共创活动的早期，病患通常会比医疗工作者对这些疾病有更多的了解（Solowitch，2001）。成员们通过在线健康社区的途径将信息和资源进行整合，使得相关研究的开展成为了可能（Ferguson，2002）。

在该价值共创模型中，新知识的创造往往同时涉及知识外化（也就是在线健康社区成员将他们内在化的经验知识转换为显性知识）和知识结合（整合不同成员拥有的显性知识为研究创造出一个新的研究途径）。医疗服务机构可以在病患主导的价值共创活动中发挥积极的作用。具体来说，他们可以通过提供资金支持、分享知识，或者甚至贡献一些内部资源（如员工时间）来成为这些价值共创活动的参与者。这种参与病患主导价值共创活动帮助企业树立良好的公民形象，并能够提升其正面声誉，进而提升其在社区中的形象。在在线健康社区背景下，参与病患主导的价值共创活动可以使得医疗服务机构紧跟疾病治疗和医疗保健服务和实施的最新发展趋势。这种趋势的早期信息就可能帮助医疗服务机构重新定位他们的创新计划，以更好地符合市场环境变化，从而增加未来创新成功的可能性。

三、支持团队型价值共创模型

支持团队型价值共创模型强调在线健康社区成员分享与疾病治疗相关的消费者知识和经验性知识，其信息分享的目的在于支持其他类似消费者。一些在线健康社区是由非医疗保健机构或者个人运行的，如一些以健康为主题的 Yahoo 论坛。还有一些在线健康社区是由独立的健康医疗信息组织（如 WebMD）和大学附属健康医疗研究中心来运营（如麦迪逊大学的全面增进健康支持系统）。还有一些在线建设社区则隶属于一个或者多个医疗服务组织，如由哈佛医学院 Joslin 糖尿病中心运营的在线糖尿病论坛，由 Mayo 医疗中心、克利夫兰医疗中心，以及凯萨医疗机构（Kaiser Permanente）共同运营的在线论坛。在这些在线健康社区中交流互动的目标都是为相似消费者或者病人提供支持和服务(Nambisan，Nambisan，2009)。

　　病患在这些在线健康社区中的相互支持可以分为三类：信息支持(提高患者对特定疾病或者新的治疗方式的了解)、情感支持(提供对任何特定疾病的理解和关怀)、社会支持(为患者提供社会网络以建立与他人的关系和社会归属感。在此价值共创模式下，尽管医疗服务机构可能在在线健康社区中没有领导权，但是它们可以通过多种方式推动这些活动(Nambisan，Nambisan，2009)。例如通过提供健康数据库的使用权、提供补充性服务、提供先进的技术基础设施支持。这些来自医疗服务机构的帮助可以让患者获得与疾病相关的信息和支持。然而，医疗服务机构也能够从这些消费者主导的活动获得好处。首先，医疗服务机构可以使用这种在线论坛来补充他们传统的病人支持服务(24小时护士在线)。这能够使得医疗服务机构将它们的资源集中在回答更为复杂和知识密集型病人咨询上，并利用患者-患者之间在在线论坛上的交流互动来为一般类型的病人咨询提供回答(Nambisan，Nambisan，2009)。因此，这种方法就可能使得医疗服务机构提高它们在患者支持服务中成本效率。第二，就像之前提到的那样，与医生或者健康医疗从业人员相比，病人经常会对他所患疾病有着相同程度甚至更多的知识。通过研究在线健康社区成员间互动，医疗服务机构可以获得关于疾病治疗新方式的关键观点，发展新型患者服务的机会，或者提高现有患者服务的创意和想法(Nambisan，Nambisan，2009)。

四、信息传播型价值共创模型

　　信息传播型价值共创模型指那些由医疗服务机构发起和领导的知识分享活动。不同于支持群体模式，该模式下的在线健康社区成员间讨论和关注的是由医疗服务机构提供的特定产品或者服务，而非一般笼统的话题。医疗服务机构创建这些在线健康社区的目的在于促使病患对公司新产品进行讨论和反馈，并与其他病患分享服务相关的信息(Nambisan，Nambisan，2009)。简单来说就是促使对医疗服务机构现有或者全新的产品和服务相关的知识进行推广。例如，葛兰素史克公司对其全新减肥药 Alli 的推广就采用了这种模式。Alli 是一款非处方的、FDA 审批通过的药物。葛兰素史克公司邀请 400 名超重的男性和女性使用此药，并让他们到公司发起的在线健康社区分享他们对药物相关的体验。通过这种方式，葛兰素史克公司获得了消费者反馈信息、提高销量和与药品相关的营销实务、决定药品分销渠道等。通过在线健康社区，葛兰素史克公司也能够提高消费者对新治疗的满意度并创造对新产品质量的正面感知。这都能够帮助企业药品口碑的形成，从而加快新产品的扩散。又例如，凯萨医疗集团（Kaiser Permanente）通过在线论坛成员快速扩散新的健康医疗服务和项目。该公司成功地将在线论坛和它的其他资源以及内在资源进行无缝整合，从而提高了整个服务质量（Williams，Cothrel，2000）。在这种模式中存在两个重要因素影响消费者价值共创成功与否。第一个因素是关于公司听取消费者经历的能力（Urban & Houser，2004）和从互动交流中获得重要信息的能力。这些信息之后可以被吸收，并被用来提高或者方便产品或服务的推广。第二个影响因素就是公司参与消费者互动交流的能力和与消费者分享与产品或服务相关信息的意愿。这些知识可以补充消费者的经验知识并能使他们更好地理解产品或服务的功能，进而提高对产品的熟悉程度。这种信息透明对在线社区中的交流互动非常重要，有利于帮助消费者提高产品熟悉度。在此价值共创模式下，越多的在线健康社区成员参与价值共创活动，新产品或者服务将越快速地被接纳。

参 考 文 献

［1］Allen, D. (2002) "Toward a theory of consumer choice as sociohis-torically shaped practical experience: the fits-like-a-glove (flag) framework", Journal of Consumer Research, 28 (March), pp. 515-532.

［2］Andersson, P., Christopher, R., Omid, A. (2007) " Mobile innovations in healthcare: customer involvement and the co-creation of value", International Journal of Mobile Commu-nications, 5 (4), pp. 371-388.

［3］Arnould, E. J., Thompson, C. J. (2005) "Consumer culture theory: twenty years of research", Journal of Consumer Research, 31 (4), pp. 868-882.

［4］Arnould, E. J., Price, L. L., Malshe, A. (2006) "Toward a cultural resource-based theory of the customer", in the Service Dominant Logic of Marketing: Dialog, Debate and Directions, R. F. Lusch, S. L. Vargo. New York: ME Sharp, pp. 320-333.

［5］Ashcroft, J. J., Leinster, J. S., Slade, D. P. (1986) "Mastectomy vs breast conservation: psychological effects of patient choice of treatment", in Watson, M., Creer, S., Psychological Issues in Malignant Disease, Pergamon Press, Oxford, pp. 55-71.

［6］Askegaard, S., Kjeldgaard, D. (2002) "The water fish swim in? relations between culter and marketing in the age of globalization", in Perspectives on Marketing Relationships, Knudsen, T. Askegaard, S., Jorgensen, N., Copenhagen: Thomson, pp. 13-35.

［7］Badcott, D. (2005) "The expert patient: valid recognition or false hope?", Medicine, Health Care Philosophy, 8, pp. 173-178.

[8] Baron, S., Harris, K. (2008) "Customers as resource integrators", Journal of Markeint Management, 24(1-2), pp. 113-130.

[9] Bateson, J. E. G. (1985) "The self-service customer: an exploratory study", Journal of Retailing, 61(3), pp. 49-77.

[10] Belk, R. W. (1986) "What should acr want to be when it grows up?", in Advances in Conusmer Research, 13. Lutz, R. J., Provo, UT: Association for Consumer Research, pp. 423-424.

[11] Belk, R. W. (1988) "Possessions and the extended self", Journal of Consumer Research, 15 (September), pp. 139-168.

[12] Belk, R. W. (1992) "Moving possessions: an analysis based on personal documents from the 1847-1869 mromon migration", Journal of Conusmer Research, 19 (December), pp. 339-361.

[13] Belk, R. W., Costa, J. A. (1988) "The mountain myth: a contemporary consuming fantasy", Journal of Consumer Research, 25 (December), pp. 218-240.

[14] Belk, R. W., Ger, G., Askegaard, S. (2003) "The fire of desire, a multisited inquiry into consumer passion", Journal of Consumer Research, 30 (December), pp. 326-352.

[15] Bettencourt, L. A. (1997) "Customer voluntary performance: customers as partners in service delivery", Journal of Retailing, 73(3), pp. 383-406.

[16] Bonsu, S. K., Belk, R. W. (2003) "Do not go cheaply into that good night: death ritual consumption in Asante Ghana", Journal of Consumer Research, 30 (June), pp. 41-55.

[17] Bove, L. L., Pervan, S. J., Beaty, S. E., Shiu E. (2008) "Service worker role in encouraging customer organizational citizenship behaviors", Journal of Business Research, 62, pp. 698-705.

[18] Bristor, J. M., Fischer, E. (1993) "Feminist thought: implications for consumer resarch", Journal of Consumer Research, 19 (March),

pp. 518-536.

[19] Cova, B. ,Salle, R. (2008) "Marketing solutions in accordance with the s-d logic: co-creating value with customer network actors", Industrial Marketing Management, 37(3),pp. 270-277.

[20] Dabholkar, P. (1996) "Consumer evaluations of new technology-based self-service options: an investigation of alternative models of service qualioty", International Journal of Research in Marketing, 13(1),pp. 29-51.

[21] Deshpande, R. (1983) "Paradigms lost: on theory method in research in marketing", Journal of Marketing, 47 (4), pp. 101-110.

[22] DiMatteo, M. R. , Reiter, R. C. , Gambone, J. C. (1994) "Enhancing medication adherence through communication and informed collaborative choice", Health Communication, 6(4), pp. 253-265.

[23] Edvardsson, B. , Tronvoll, B. , Gruber, T. (2011) "Expanding understanding of service exchange and value co-creation: a social construction approach", Journal of the Academy of Marketing Science, 39(2),pp. 327-339.

[24] Elg, M. , Engström, J. , Witell, L. ,Poksinska, B. (2012) "Co-creation and learning in health-care service development", Journal of Service Management, 23(3),pp. 328-343.

[25] Ennew, C. T. , Binks, M. R. (1999) "Impact of participative service relationships on quality, satisfaction and retention: an exploratory study", Journal of Business Research, 46, pp. 121-132.

[26] Etgar, M. (2008) "A descriptive model of the consumer co-production process", Journal of the Academy of Marketing Science, 36(1),pp. 97-108.

[27] Fallowfield, L. J. , Hall, W. , Maguire, G. P. ,Baum, M. (1990) "Psychological outcomes of different treatment policies in women

with early breast cancer outside a clinical trial", British Medical Journal, 301(6752), pp. 575-580.

[28] Frost, J. H. , Massagli, M. P. (2008) "Social uses of personal health information within patientslikeme, and online patient community: what can happen when patients have access to one another's data", Journal of Medical Internet Research, 10 (3), e15.

[29] Funnell, M. M. , Anderson, R. M. , Arnold, M. S. , Barr, P. A. , Donnelly, M. , Johnson, P. A. , Taylor-Moon, D. , White, N. H. (1991) "Empowerment: an idea whose time has come in diabetes education", The Diabetes Educator, 17(1), pp. 37-41.

[30] Geertz, C. (1983) "Local knowledge: futher essays in interpretive Anthropology", New York: Basic Books.

[31] Gill, L. , White, L. Cameron, I. D. (2011) "Service co-creation in community-based aged healthcare", Managing Service Quality, 21(2), pp. 152-177.

[32] Glaser, B. G. , Strauss, A. L. (1967) "The discovery of grounded theory", Chicago, IL: Aldine.

[33] Greenfield, S. Kaplan, S. , Ware, J. E. (1985) "Expanding patient inovlvement in care", Annuals of Interanal Medicine, 102, pp. 520-528.

[34] Gronroos, C. (2006) "Adopting a service logic for marketing", Marketing Theory, 6 (3), pp. 317-333.

[35] Gronroos, C. (2008) "Service logic revisited: who creates value and who co-creates?", European Business Review, 20(4), pp. 298-314.

[36] Grönroos, C. (2007), "In search of a new logic for marketing: foundations of contemporary theory", Wiley, Chichester.

[37] Gronroos, C. (2000) "Creating a relationship dialogue: communication, interaction and vlaue", The Marketing Review, 1(1), pp. 5-14.

[38] Groth, M., Mertens, D. P., Murphy, R. O. (2004) "Customers as good soldiers: extending organizational citizenship behavior research to the customer domain", in D. L. Turnipseed (eds.), Handbook of Organizational Citizenship Behavior, Hauppauge, New York: Nova Science Publishers, pp. 411-430.

[39] Gummesson, E. (1996) "Relationship marketing and imaginary organizations: a synthesis", European Journal of Marketing, 30 (2), pp. 31-44.

[40] Heinonen, K., Strandvik, T. Mickelsson, K., Edvardsson, B., Sundstrom, E., Anderson, P. (2010) "A customer-dominant logic of service", Journal of Service Management, 21 (4), pp. 531-548.

[41] Hetrick, W. P., Lozada, H. R. (1994) "Construing the critical imagination: comments and necessary diversions", Journal of Consumer Research, 21 (December), pp. 548-558.

[42] Hill, R. P. (1991) "Homeless women, special possessions, and the meaning of home: an ethnographic case study", Journal of Consumer Research, 18 (December), pp. 298-310.

[43] Holt, D. B. (1995) "How consumers consumer: a typology of consumption practices," Journal of Consumer Research, 22 (June), pp. 1-16.

[44] Holt, D. B. (2002) "Why do brands cause trouble? a diale-ctical theory of consumer culture and branding", Journal of Consumer Research, 29 (June), pp. 70-90.

[45] Hirschman, E. C. (1993) "Ideology in conusmer research, 1980 and 1990: a marxist and feminist critique", Journal of Consumer Research, 19 (March), pp. 537-555.

[46] Hirschman, E. C. (1988) "The ideology of consumption: a structural-syntacitical analysis of 'dallas' and 'dynasty'", Journal of Consumer Research, 15 (December), pp. 344-359.

[47] Hirschman, E. C., Thompson, C. J. (1997) "Why media matter:

towards a richer understanding of consumers' relationships with advertising and mass media", Journal of Consumer Research, 26 (Spring), pp. 43-60.

[48] Jayanti, R. K., Singh, J. (2010) "Pragmatic learning theory: an inquiry-action framework for distributed consumer learning in online communities", Journal of Consumer Research, 36(6), pp. 1058-1081.

[49] Kelley, S. W., Donnelly, J. H., Skinner, S. J., (1990) "Customer participation in service production and delivery", Journal of Retailing, 66, pp. 315-335.

[50] Kellogg, D. L., Youngdahl, W. E., Bowen, D. E. (1997) "On the relationship between customer-oriented firm", The Academy of Management Review, 21, pp. 791-824.

[51] Kozinets, R. V. (2001) "Utopian enterprise: articulating the meaning of Star Trek's culture of consumption", Journal of Consumer Research, 28 (June), pp. 67-89.

[52] Kozinets, R. V. (2002a) "Can consumers escape the market? Emancipatory illuminations from burning man", Journal of Consumer Research, 29 (June), 20-38.

[53] Kozinets, R. V. (2002b) "The field behind the screen: using netnography for marketing research in online communities", Journal of Marketing Research, 39 (February), pp. 61-72.

[54] Lengnick-Hall, C. A., Claycomb, V., Inks, L. W. (2000) "From recipient to contributor: examining customer roles and experienced outcomes", European Journal of Marketing, 34, pp. 359-383.

[55] Levine, R., Locke, C., Searls, D., Weinberger, D. (2001) "The cluetrain manifasto: the end of business as usual", Cambridge, MA: Perseus Publishing.

[56] Lusch, R. F., Vargo, S. L. (2006) "The service-dominant logic of marketing: dialog, debate, and directions", New York: M. E.

Sharp.

[57] Lusch, R. F. Vargo, S. L. , O' Brien (2007) "Competing through service: insights from service-dominant logic ", Journal of Retailing, 83(1), pp. 2-18.

[58] Martin, L. R. , Williams, S. L. , Haskard, K. B. , DiMatteo, M. R. (2005) "The challenge of patient adherence", The rapeutics and Clinical Risk Management, 1(3), pp. 189-99.

[59] Mehta, R. , Belk, R. W. (1991) "Artifacts, identity, and transition: favorite possessions of indians and indian immigrants to the unitied states", Journal of Consumer Resaerch, 17 (March), pp. 398-411.

[60] McColl-Kennedy, J. R. , Vargo, S. L. , Dagger, T. S. , Sweeney, J. C. , van Kasteren, Y. (2012) "Health care customer value cocreation practice styles", Journal of Service Research, 15(4), pp. 370-389.

[61] McCracken, G. (1986) "Culture and consumption: a theoretical account of the structure and movement of the cultural meaning of consumer goods", Journal of Consumer Research, 13 (June), pp. 71-84.

[62] Mick, D. G. , Buhl, C. (1992) "A meaning-based model of advertising experiences", Journal of Consumer Research, 19 (December), pp. 317-338.

[63] Mick, D. G. , Fourier, S. (1998) "Paradoxes of techo-nology: consumer cognizance, emotions, and coping strategies", Journal of Consumer Research, 25 (September), pp. 123-143.

[64] Moore-Shay, E. S. , Wilkie, W. L. , Lutz R. J. (2002) "Passing the torch: integeneration influences as a source of brand equity," Journal of Consumer Research, 66 (April), pp. 17-37.

[65] Morrison, E. W. (1993) "Newcomer information seeking: exploring types, modes, sources, and outcomes", The Academy of Management Journal, 36, pp. 557-589.

[66] Murray, J. B. (2002) "The politics of consumption: a re-inquiry on thompson and haytko's (1997) 'speaking of fashion'", Journal of Consumer Research, 29 (December), pp. 427-440.

[67] Murray, J. B. , Ozanne, J. L. (1991) "The criticl ima-gination: emancipatory intersets in consumer research", Journal of Consumer Research, 18 (September), pp. 129-144.

[68] Nambisan, P. , Nambisan, S. (2009) "Models of consumer value cocreation in health care", Health Care Management Review, 34 (4), pp. 344-354.

[69] Neander, K. , Skott, C. (2008) "Bridging the gap-the co-creation of a therapeutic process: reflections by parents and professionals on their shared experiences of early childhood interventions", Qualitative Social Work, 7(3), pp. 289-309.

[70] LaSalle, D. , Britton, T. A. (2002) "Priceless: turning ordinary products into extraordinary experiences", Boston: Harvard Business School Press.

[71] Ng, I. , Maull, R. , Smith, L. (2010) "Embedding the new discipline of service science," in Service Science: Research and Innovation in the Service Economy, the Science of Service Systems, H. Demirkan, J. C. Spohrer, V. Krishna, UC: Springer.

[72] Norman, R. , Ramirez, R. (1994) "Designing interactive strategy: from value chain to value constellation", Bllomington, IN: Wiley.

[73] Ostrom, A. L. , Bitner, M. J. , Brown, S. W. , Burkhard, K. A. , Goul, M. , Smith-Daniels, V. , Demirkan, H. , Rabinovich, E. (2010) "Moving forward and making a difference: research priorities for the science of service", Journal of Service Research, 13(1), pp. 4-36.

[74] Ouschan, R. , Sweeney, J. C. , Johnson, L. W. (2000) "Dimensions of patient empowerment: implications for professional

services marketing", Health Marketing Quarterly, 18(1-2), pp. 99-114.

[75] Payne, A. F., Storbacka, K., Frow, P. (2008) "Managing the co-creation of value", Journal of the Academy of Marketing Science, 36(1), pp. 83-96.

[76] Peppers, D., Rogers, M. (1993) "The one to one future: building relationships one customer at a time", New York: Doubleday.

[77] Prahalad, C. K., Ramaswamy, V. (2004) "Co-creating unique value with customers", trategy & Leadership, 32(3), pp. 4-9.

[78] Prahalad, C. K., Ramaswamy, V. (2003) "The new frontier of experience innovation", MIT Sloan Management Review, 44(4), pp. 12-19.

[79] Prahalad, C. K., Ramaswamy, V. (2000) "Co-opting customer competence", Harvard Business Review, 78 (January), pp. 79-90.

[80] Ramirez, R. (1999) "Value co-production: intellectual origins and implications for practice and research", Strategic Management Journal, 20(1), pp. 49-66.

[81] Rosenbaum, M. S., Massiah, C. A. (2007) "When customers receive support from other customers: exploring the influence of intercustomer social support on customer voluntary performance", Journal of Service Research, 9, pp. 257-270.

[82] Roter, D. I., Hall, J. A. (1992) "Doctors talking with patients/patients talking with doctors", London: Auburn House.

[83] Sarasohn-Kahn, J. (2008) "The wisdom of patients: health care meets online social media", http://www.chcf.org/documents/chronicdisease/HealthCareSocialMedia. Pdf.

[84] Schau, H. J., Gilly, M. C. (2003) "We are what we post? self-presentaion in personal web space", Journal of Consumer Research, 30 (September), pp. 385-404.

[85] Schau, H. J., Muniz, A. A., Arnould E. J. (2009) "How brand

community practices create value", Journal of Marketing, 73, pp. 30-51.

[86] Schouten, J., McAlexander, J. H. (1995) "Subcultures of consumption: an ethnography of the new bikers", Journal of Consumer Research, 22 (June), pp. 43-61.

[87] Tax, S. S., Colgate, M., Bowen, D. E. (2006) "How to prevent your customers from failing", Sloan Management Review, 47(3), pp. 23-30.

[88] Thomke, S., Von Hippel, E. (2002) "Customers as innovators: a new way to create value", Harvard Business Review, April, pp. 74-81.

[89] Thompson, C. J. (1996) "Caring consumers: gendered consumption meanings and the juggling lifestyle," Journal of Consumer Research, 22 (March), pp. 388-407.

[90] Toffler, A. (1980) "The third wave", New York: William Collins Sons and Co. Ltd.

[91] Tzokas, N., Saren, M. (1999) "Value transformation in relationship marketing", Australasian Marketing Journal, 7 (1), pp. 52-62.

[92] Tzokas, N., Saren, M. (1997) "Building relationship platforms in consumer markets: a value chain approach", Journal of Strategic Marketing, 5(2), pp. 105-120.

[93] Urban, G., Hauser, J. (2004) "'listening in' to find and explore new combinations of customer needs", Journal of Marketing, 68, pp. 72-87.

[94] Vargo, S. L., Lusch, R. F. (2004) "Evolving to a new dominant logic for markting," Journal of Marketing, 68(1), pp. 1-17.

[95] Vargo, S. L., Lusch, R. F. (2008a) "Service-dominant logic: continuing the evolution", Journal of the Academy of Marketing Science, 36(1), pp. 1-10.

[96] Vargo, S. L., Akaka, M. A. (2008b) "Service-dominant logic as

a foundation for service science; clarifications", Service Science, 1(1), pp. 32-41.

[97] Vargo, S. L. , Lusch, R. F. , Morgan, F. W. (2006) "Historical perspectives on service-dominant logic", in the service-dominant logic of marketing; dialog, debate, and directions, R. F. Lusch, S. L. Vargo. New York: M. E. Sharp, pp. 320-333.

[98] Vargo, S. L. , Lusch, R. F. (2011) "It's all B2B and beyond; toward a systems perspective of the market", Industrial Marketing Management, 40(2), pp. 181-187.

[99] Wallendorf, M. , Arnould, E. J. (1991) "My favorite things; a cross-cultural inquiry into object attachment, possessiveness, and social linage", Journal of Consumer Resarch, 14 (March), pp. 531-547.

[100] Wikstrom, S. (1996a) "The customer as co-producer," European Journal of Marketing, 30(4), pp. 6-19.

[101] Wikstrom, S. (1996b) "Value creation by company-consumer interaction", Journal of Marketing Management, 12 (5), pp. 359-374.

[102] Williams, R. L. , Cothrel, J. (2000) "Four smart ways to run online communities", Sloan Management Review, 41 (4), pp. 81-91.

[103] Xie, C. Baogozzi, R. P. , Troye, S. V. (2008) "Trying to prosume; toward a theory of consumers and co-creators of value", Journal of Academy of Marketing Science, 36(1), pp. 109-122.

[104] Yi, Y. , Gong, T. (2012) "Customer value co-creation behaviors; scale development and validation". Journal of Business Research, 66, pp. 1279-1284.

[105] Zhao, J. , Wang, T. , Fan, X. C. (2013) "Patient value co-creation in online health community; the effect of social identity on knowledge contribution and membership continuance intention", Journal of Service Management.

[106] Zhao, J., Ha, S., Widdows, R. (2013) "The influence of social capital on knowledge creation in online health community", Journal of Information Technology and Management.

[107] Zhao, J., Ha, S., Widdows, R. (2013) "Building trusting relationships in online health communities", Cyber-psychology, Behavior, & Social Networking,16(9),pp. 650-657.

[108] Zhao, J., Abrahamson, K., Anderson, J. G., Ha, S., Widdows, R. (2013) "Trust, empathy, social identity, and contribution of knowledge within patient online communities", Behaviour & Information Technology, 32(10),pp. 1041-1048.

第三部分：在线健康社区中成员价值共创行为及影响因素

在线健康社区中成员的价值共创行为主要包括：收集和整理相关信息、组合医疗知识、共同学习、与其他成员创建和保持联系、知识贡献（McColl-Kennedy 等，2012；Zhao 等，2013）。在线健康社区成员的价值共创行为受到多种因素的影响，如在线健康社区中的社会资本、成员间的移情效应、成员的社会认同感等。在本部分中作者将着重分析影响成员进行知识创造、知识贡献和成员身份维持意向的因素。

第六章　在线健康社区中成员的知识创造行为及其影响因素

一、知识的定义

知识是指被证实为真的信念（Nonaka，1994）。在很多情况下，人们把知识和信息混为一谈，认为两者是相同的，但是实际上两者之间存在本质的差别。信息即信息流，它指一些零散的信息片段，它可以通过增加现有知识的内容而改变现有知识，也可以通过重组和重新构造现有知识而形成新的知识（Machlup，1983；Nonaka，1994）。Ancori 等人（2000）曾指出信息是零散的，易变的，而知识是结构化的、一致的和持久的。因此，信息是知识创造的基础，知识是信息所有者将信息进行验证后得到的结果（Nonaka，1994）。

（一）知识的分层结构

知识具有结构性，可以分为四层。根据知识四层次复杂程度的由低到高分为：

（1）知识原材料。信息在由接收者进行组织和赋予具体含义之前都叫做知识原材料。这个层次的知识包括简单的事实、信息、人们的初步认识。此时，知识是一些知识片段。在此阶段，重要的是信息接收者收到了多少信息，及信息接收者自身的认知资源。例如如果知识已经是高度编码后的知识，并且这些知识属于知识所有者自身，那么学习的过程就会很快实现（Ancori 等，2000）。

（2）知识的第二层是知识所有者所掌握的有关如何使用知识的知识。学者更加关心新的信息是如何融入现有的知识体系、行为与知识原材料如何相关联。

（3）知识的第三个层次是有关人们如何交换知识。这类的知识包括编码、语言和模型，这些工具都可以用来交换知识。一个人知道如何传递知识也肯定掌握了如何进行编码和如何通过语言来传递知识。知识包括知识转化的模型，通过这个模型知识成为公用知识和显性知识。这两类知识不是独立的，而是彼此之间存在不断的互动关系（Steinmueller，1999）。

（4）知识的第四个层次是有关如何管理知识的知识。这个层次的知识对应着更高级别的认知功能，并对前面三个层次的知识产生直接的影响。它包括有关什么时候、到哪里及如何找到知识材料。知识在传播过程中人们还需要知道如何选择有效的方法和工具来进行知识的交流与传播，即掌握必要的知识来管理交流。最后管理知识还包括不同类别知识之间的互动。

（二）知识的分类

根据知识是显性与否，学者们将知识分为显性知识和隐性知识。隐性知识指人们通过亲身体验得到的知识，这种知识具有很强的情景化特征（Polanyi，1966；1967），如人们在学习骑自行车过程中通过不断尝试学习到如何保持平衡的技能。Polanyi（1966）指出隐性知识不仅包含了人们如何定义一个问题，还包括人们如何解决这个问题。因为在很多情境下人们很难充分描绘和定义自己是如何解决问题的，甚至不太清楚到底是什么因素让自己采用了这个解决方法（Kogut，Zander，1992）。因此人们通常很难用符号、公式、数字等方法来描绘和表达隐性知识，更不要提如何在群体内容和组织间传递和扩散知识。为了更好地表达和传递隐性知识，人们在描绘和解释隐性知识的时候通常会采用类比、隐喻和构建思维模型等有效的工具（Kogut，Zander，1992）。隐性知识由两个要素构成：认知要素和技术要素。认知要素指思维模型，它能够帮助人们感知和描绘世界，尤其是世界是什么及人们如何看待未来（世界应该是什么）。技术要素指人们的 Know-How 和技能（Nonaka，Takeuchi，1995）。

　　与隐性知识相对应的是显性知识，它具有放之四海而皆准的特性，并且可以运用于不同的情境中（Nonaka，Von Krogh 2009），如一加一等于二。人们可以将该知识运用到商业活动中，也可以运用到数理统计中。在表达显性知识的时候，人们可以非常容易地将显性知识转换为数字、公式或等式。因此，显性知识可以非常容易地在人们之间进行交流和传递（Madhavan，Grover，1998；Nonaka，Konno，1998）。

　　隐性知识是人们通过自我体验得到的知识，因此隐性知识是主观性知识，它充满了个人体验和感受。相反，显性知识是标准化的、客观的和理性的知识（Leonard，Sensiper，1998）。所以，乍一看来显性知识和隐性知识是截然对立的，并且处于知识渐变区间的两端（Nonaka，1991；1994）。但是，学者们指出显性知识和隐性知识之间并不是截然对立的关系，它们在人类的知识创造过程可以相互转换、互为补充。在知识创造的过程中这两种知识存在动态的互动关系（Alavi，Leidner，2001；Nonaka，1994）。

　　首先，隐性知识是人们创造显性知识的基础（Day，2005）。例如，应用软件是程序设计师已经设计好、将功能固化好的软件程序，并可以交给用户直接使用。用户只需要知道应用软件的功能及如何使用这些功能即可。并且不管在什么组织里，在什么地理位置，这些功能都不会有所变化。因此，此时的应用软件是显性知识。但是当软件设计师在设计这些软件的时候，他们必须要掌握一些隐性的知识，如如何编写软件来实现产品的功能，自己对用户使用体验的期望等（Kogut，Zander，1992）。这些隐性知识直接决定了应用软件编写的成功与否，即此时隐性知识决定了后期的显性知识的创造。

　　其次，显性知识是传递隐性知识的工具。因为隐性知识很难在人与人，甚至组织之间传播，因此在隐性知识的传播过程中人们通常要借助一些编码和共同语言来辅助知识的传播（Ancori 等，2000）。如人们在描绘自己获得成功后的感受时，经常会采用比喻的手法来形容自己的喜悦心情，因为只有这样，别人才会知道他的高兴程度。这里比喻是一个显性知识，它把人们喜悦的心情这一隐性知识描绘出来。

最后，显性知识和隐性知识之间存在相互转换的关系（Nonaka，1995）。通过知识的外显化过程，隐性知识可以转换为显性知识。此外，当人们把显性知识融入自己现有知识体系后，也会转换为隐性知识。

二、知识创造行为

Nonaka 和 Takeuchi（1995）的研究结果表明，人类的知识创造行为分为：知识的社会化、知识的外显化、知识组合、知识的内隐化。知识社会化指人们日常接触而实现的隐性知识在人与人之间的传递。如在当学徒的过程中，徒弟通过对师傅工作方式的观摩会学到很多知识。那么这些知识是师傅工作中的一些技巧，并且师傅并没有通过语言来传递，因此这些知识是隐性知识。通过观摩和自我实践，徒弟会掌握这些知识，并将它们运用于今后的工作中。在这个知识传递的过程中，知识的性质没有改变，都是隐性的知识，但是所有者主体却发生了改变（Nonaka，Takeuchi，1995）。

知识外显化指知识所有者将隐性知识通过类比和隐喻的方式描绘成显性的知识的过程。如人们在描绘就诊过程中使用了镇痛剂后的感觉时，有一些病患用"从地狱到天堂"来形容使用了镇痛剂后自己的感受。这种比喻的方法让其他人可以非常容易地理解镇痛剂可以很大程度地降低病患的疼痛感，减少疼痛对病患的折磨。知识外显化的结果是一种概念化的知识（Nonaka，Takeuchi，1995）。知识外显化是一个复杂的过程，它包括模型创建、语言发展和信息的形成（Cowan，Foray，1997）。其中，模型创建是将隐性知识转化成显性知识所必需的环节和关键性步骤（Cowan，Foray，1997）。此外，创建一些语言来描绘知识也是必要的。如在不同的年龄群中，他们都有自己的共同语言。当他们描绘自己的体验和感受的时候，他们的语气和使用的特定词汇会帮助同伴很好地理解他们的意思。知识外显化的最后一个阶段是形成信息，指用通用的、大家可以理解的语言来描绘信息。知识外显化的过程可以用图 6-1 来描绘。

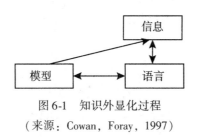

图 6-1　知识外显化过程

（来源：Cowan，Foray，1997）

　　知识组合指知识从显性知识转换成新的显性知识的过程。人们在进行知识创造的时候通常会对现有的显性知识进行整理和系统化，并将它们整理成一个新的知识体系。如，病患将从不同渠道和信息源得到的有关乙肝病毒如何传播的信息进行整理，进而得到有关乙肝病毒传染途径的全面认识。这种全面认识就是一种新的显性知识。在知识组合的过程中，新信息的获得是非常重要的（Nonaka，Konno，1998），因为它为知识组合提供了新的素材。知识组合的结果是系统化的知识(Nonaka，Takeuchi，1995)。

　　在线健康社区成员在以计算机为媒介的环境中互动。他们在社区中寻求帮助、寻求信息，并且也同别人分享着自己的知识，这些知识包括他们从各个渠道收集来的医疗知识和个人的体验性知识。因此，在线健康社区成员的互动过程也是重要的价值共创的过程。价值共创的结果是新知识的生产。在线健康社区中成员进行的知识组合和知识外显化是非常重要的两种知识创造行为。因为他们不但增加了在线健康社区内认知资源的积累，还为下一轮知识创造奠定了基础。在 Nonaka 和 Takeuchi(1995)的 SECI 知识创造模型中，知识创造并不是一个静止的动作，而是一个连续不断循环的过程。在一轮知识社会化、知识外显化、知识组合和知识内隐化过程结束后，人们的知识创造将进入下一轮的知识社会化、知识外显化、知识组合和知识内隐化过程。Nonaka 和 Takeuchi(1995)的 SECI 知识创造模型如图 6-2 所示。

　　在在线健康社区中，知识组合和知识外显化是两种重要的知识

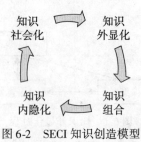

图 6-2　SECI 知识创造模型

（来源：Nonak，Takeuchi，1995）

创造行为，并且也是非常常见的知识创造行为（Leimeister 等，2005；Nonnecke，Preece，2003）。成员们相互之间分享他们从其他知识源获得的医疗知识，在分享过程中成员通常会对这些信息进行组织和加工，这种信息的加工和组织体现了成员的知识组合的知识创造方式。此外，成员还会把自己的个人经历进行分享，特别是成员间需要相互支持的时候。个人经历的分享就是一个知识外显化的过程。因此，Nambisan（2002）提出知识外显化和知识组合在虚拟社区中是最重要的两种知识创造的方式，因为它们扩展了虚拟社区的现有知识库，这个知识库是成员间共享的。因此，在以下的讨论中，作者将主要讨论影响在线健康社区成员知识组合和知识外显化的因素。

三、影响在线健康社区成员知识创造的因素

（一）社会资本对知识创造的影响

1. 社会资本

学者们对于社会资本有很多定义，并且因为研究的侧重点不同而有所不同（Adler，Kwon 2002）。Bourdieu（1986）将社会资本定义为当人们属于一个群体并且建立起相互认识和可识别的关系后所积

累的实际的和潜在的资源。这种资源是群体成员所共享的资本，并且能够帮助他们认知世界。Portes(1998)将社会资本定义为当人们是一个社会网络和其他类别社会结构的成员时，他们能够获得一种资本，这种资本可以帮助他们获得成员能够获得的利益。Coleman(1988)研究了社会资本和教育结果之间的关系，并将社会资本根据它的功能进行了定义。根据他的研究，社会资本并不是单一实体，而是具有不同特性的多种实体。社会资本具有两个共有的特征，即它们包括一定的社会结构、它们能够帮助某种行为的实现。Putnam(1993)在定义社会资本的时候关注社区利益，并且相信社会资本存在于一个群体的集体层面(Adler，Kwon，2002)。他将社会资本定义为一个社会组织的特性，如相互信任、规范、能够帮助提高合作行为及社会效率的社会网络(Putnam 等，1993)。后来，Nahapiet 和 Ghoshal(1998)将社会资本广泛地定义为社会网络的成员或社会单位因为属于某一社会网络而获得的实际的和潜在的资源的总和。这个定义被后期的研究广泛应用。

　　社会资本的来源包括：①阶层、家庭、社会网络和组织内的社会化过程；②基于期望和互惠的交换行为(Portes，1998)。社会资本的价值在于能够通过强化规范、分享知识、降低交易成本和创新让某些行为的发生成为可能，并且如果在社会资本不存在的情况下这种行为不可能发生。社会资本与其他资本之间存在本质的差别，因为当通过强化社会规范和牺牲来创造一些利益时，受益者并不是那些变化的推动者，而是属于同一社会结构的所有成员(Coleman，1988；Putman 等，1993)。社会资本会同时带来正面的和负面的结果。社会资本是控制者权利和能力的来源（如：Burt，1992；Coleman，1988)。其次，它通过规范来管控人们的行为（如，Coleman，1988；Ouchi，1980），并促进成员间的信息交流（如：Burt，1992；Granovetter，1973)。但是，社会资本也是社会排除的根源，因为社会资本将人们联系在一起，也将一些非成员排斥在外(Narayan，1999)。

　　社会资本有三个维度：①结构维度；②关系维度；③认知维度(Bouty，2000；Nahapiet，Ghoshal，1998)（见表 6-1 和表 6-2)。结构维度指一个社会网络中成员之间的联系和组织结构的总体构成（Nahapiet，Ghoshal，1998）。它也特指人们通过何种方式和什么人建立起联系（Burt，1992）。在这个维度中最重要的一些方面包括社会网络成员之间存在或者缺失的联系（Scott，1991；Wasserman，Faust，1994），社会网络的构成（Tichy，Tushman，fombrun，1979）。社会网络联系讨论成员通过何种方式联系在一起，如他们在这些关系中花了多少时间和情感（Granovetter，1973）。学者在研究该维度的时候通常会考察一个社会网络的阶层、社会网络密度和成员之间的联系。关系维度指人们在交往的过程中进化和形成的人与人之间的关系（Granovetter，1973）。与结构维度不同，关系维度更加关注不同人之间的直接作用和人与人互动会产生什么样的关系结果（Inkpen and Tsang，2005；Nahapiet and Ghoshal，1998）。在关系维度中一些重要变量包括相互信任（Fukuyama，1995；Putnam，Leonardi，Nanetti，1993）、规范和处罚（Coleman，1990；Putnam，1995），义务和期望（Burt，1992；Coleman，1990）、身份认同（Hakansson，Snehota，1995；Merton，1968）。在以往的学术研究中，学者们大量研究了这些变量如何影响人们的知识传递。社会资本的最后一个维度是认知维度。认知维度指那些能够提供共同描绘方式、共同符号和帮助人与人之间实现相互理解的资源（Cicourel，1973；Nahapiet，Ghoshal，1998）。这种资源反映了 Coleman（1990）提出的社会资本的公共层面的特征。在认知维度中，学者们研究最多的变量是共同愿景（Inkpen，Tsang，2005）、共同语言（Arrow，1974；Cicourel，1973）和共同描绘方式（Orr，1990）。

表 6-1 前期研究对社会资本不同维度的研究总结

Research	结构维度	关系维度	认知维度
Granovetter（1973）	关系强度	—	—
Kogut 和 Zander（1992）	—	—	共同语言

Research	结构维度	关系维度	认知维度
Burt(1992)	凝聚力和结构的等同性	—	—
McAllister(1995)	—	信任	—
Madhavan 和 Grover (1998)	社会网络联系	信任	共同的思维模式
Nahapiet 和 Ghoshal (1998)	社会网络联系和社会网络构成	信任、规范、义务和社会认同	共同编码、共同语言、共同的叙述方式
Tsai 和 Ghoshal (1998)	社会网络联系	信任	共同愿景
Hansen(1999)	关系强度	—	—
Yli-Renko、Autio 和 Sapienza(2001)	社会网络联系	信任	—
Reagans 和 McEvily (2003)	关系强度、社会凝聚力、社会网络范围	—	—
Levin 和 Cross (2004)	关系强度	信任	—
Inkpen 和 Tsang (2005)	社会网络联系、网络构成、网络的稳定性	信任	共同目标和共同文化
Nebus(2006)	网络沟通和联系强度	信任和义务	—

续表

Research	结构维度	关系维度	认知维度
Mcfadyen、Semadeni 和 Cannella(2009)	关系强度和网络密度	—	—
Kang 和 Kim (2010)	联系强度和结构的平等性	社会认同感	—

表 6-2　　　　虚拟社区环境下有关社会资本的研究

研究	研究环境	结构维度	关系维度	认知维度
Wasko、Faraj 和 Teigland(2004)	实践虚拟社区	社会网络联系	义务、社会认同感和信任	—
Hall 和 Graham (2004)	消费者虚拟社区	—	互惠	—
Wasko 和 Faraj (2005)	专业虚拟社区	中心性	认同和互惠	—
Chiu、Hsu 和 Wang(2006)	消费者虚拟社区	社会网络联系	信任、互惠和社会认同感	共同语言和共同愿景
Chen(2007)	专业虚拟社区	社会网络联系	—	—
Ma 和 Ritu (2007)	戒烟者虚拟社区和跑车爱好者虚拟社区	—	社会认同感	—
Nambisan 和 Baron(2009)	消费者虚拟社区	—	社会认同感	—

研究	研究环境	结构维度	关系维度	认知维度
Skyes、Venka-tesh 和 Gosain（2009）	实践虚拟社区	网络密度和中心性	—	—

2. 社会资本对知识创造的影响

有研究表明社会资本在理解知识创造的过程和结果中起到关键性作用（Bouty，2000；Nahapiet，Ghoshal，1998）。根据 Nahapiet 和 Ghoshal（1998），社会资本可以有助于知识创造，因为它可以帮助人们接触到其他的个体，增加人们参加社会互动的动力，提高人们对智力资本组合和交换的期望价值的感知，及可以提高人们的知识组合能力。Tsai 和 Ghoshal（1998）也发现人与人之间的相互信任和网络密度影响了资源的交换和组合，这些都会带来革新和创新。在他们之后，其他一些学者（如，McFadyen 等，2009；Phelps，2010；Yli-Renko 等，2001）发现社会资本的结构维度对知识创造带来影响。他们发现人与人之间关系的数量、网络密度、联系的强弱都可以影响知识创造。还有一些学者从关系维度方面研究了社会资本对知识创造的影响，他们发现人与人之间的相互关系（如，Levin，Cross 2004）和人与人之间的共同语言（Collins，Smith 2006）会影响知识创造的成功与否。

在虚拟社区的环境下，很多学者也对社会资本如何影响成员知识创造展开了研究。Kleijnen 等人（2010）发现在移动互联网中成员在网络中的嵌入程度及建立的链接的数量会影响他们在移动互联网中的知识创造行为。Nambisan 和 Baron（2009）发现在由用户组成的虚拟社区中，成员对自我针对于社区的责任感的感知、提高自己形象的期望、提高自己专业性的期望、与公司合作关系的感知都会影响他们在虚拟社区中的知识创造行为。成员对于社区的身份认同会在其中起到一定的调节作用。

3. 在线健康社区中社会资本对成员知识创造行为的影响

在线健康社区中的社会化过程体现于成员之间的高度互动及成员之间存在的高度移情效应（Nonnecke，Preece，2000，2003；Preece，Maloney-Krichmar，2003）。成员之间通过互动形成的关系把成员联系到一起，并且影响了他们在社区中的行为，尤其是他们知识共享和知识创造的行为（Zhao 等，2013）。因此，在在线健康社区中成员间通过互动形成的社会资本会对成员间的知识创造行为产生影响。

由于在线健康社区是一种特殊的虚拟社区，它具有"开放性"和"自治性"的特点。人们可以决定是否加入一个在线健康社区及如何在这个社区中与其他成员进行互动（Wasko，Faraj，2005；Wasko，Faraj，Teigland，2004），因此，在在线健康社区中专制几乎不存在（Suler，2004），成员之间的等级也不会对他们的行为产生显著的影响。此外，社会网络联系，如联系强度和网络密度影响了成员知识创造的灵活性和知识交换的难易程度，因为他们决定了在在线健康社区中人们可以接触到谁（Krackhardt，1992）。因此，在社会资本的结构维度中网络密度是影响在线健康社区成员进行知识创造的主要维度资本。

就在线健康社区中的社会资本的关系维度而言，不同的成员会对规范和期望有不同的认识，并且在不同人之间，规范和期望的差距很大，因为人们对于管制、社会角色和社会文化感知会有很大的不同（Boissevain，1974）。此外，在在线健康社区中社会规范对人们行为的影响力度较低，因为社会规范通常在人与人面对面的交往中发挥作用更大（Finn，Banach，2000）。因此，在在线健康社区中成员之间的相互信任会对他们的知识创造行为产生很大的影响。因为在一个安全的环境中，成员不需要担心机会性行为，不需要对其他成员进行防范（Inkpen，Tsang，2005；Blau，1964；Jarillo，1988），进而成员之间的相互信任会决定成员间是否乐意进行知识分享。

就在线健康社区中的社会资本的认知维度而言，当社区成员分享他们的故事时，必要的医疗词汇是必需的，因为成员需要用这些词汇来描述自己接受了什么检查、使用了哪种治疗方案、医生的诊断结果是什么等（Josefsson，2005；White，Dorman，2001）。此外，共享的基础性医疗知识也可以提高在线健康社区成员沟通和互动的效果，因为当一个成员讲了一个自己的经历或者一种医疗诊治方法的时候，其他的成员能够理解和知道对方在讲什么，这样就能够保证沟通和互动的进行。因此，在在线健康社区中共同语言是影响知识创造的一个重要的认知性资本。

4. 在线健康社区中成员间的相互信任对成员知识创造的影响

在线健康社区中成员间的相互信任指成员认为其他成员是可靠的和可信的（Mayer 等，1995）。在线健康社区中成员会彼此分享他们对于一些问题的看法和观点、自我的感受和经历（Leimeister 等，2005）。如他们认为妇女是否应该在必要的时候选择堕胎、自己在知道自己罹患某种疾病后是否感到了悲观失望等。这些信息都是一种知识外显化的知识创造过程。因为这种知识非常私密化和敏感，因此成员间的彼此信任对于这种信息的分享是非常重要的（Jayanti and Singh，2010）。试想，如果成员彼此之间不存在相互信任，那么成员就不会谈及这些信息，不会彼此交流自己的态度、观点和精力。因为真实想法和信息的透露可能会让他们自己的声誉和形象受损，所以一个相互信任的关系可以帮助人们不受到机会行为的影响（Blau，1964；Jarillo，1988），进而也不会影响成员之间的信息共享和知识共享。因此，在线健康社区成员间的相互信任会促进成员在社区中的知识外显化的知识创造行为。在这样相互信任的环境中，成员可以很容易地接触到别的成员，并且从别的成员那里得到自己想要得到的信息，这些新信息的不断加入会提高在线健康社区成员的知识组合化的知识创造行为。前期的研究也表明，在相互信任的环境中，人们更乐于进行真实的自我剖析和信息分享（Inkpen，Tsang，2005）。

5. 在线健康社区中成员间共同语言对成员知识创造的影响

共同语言指社会网络成员使用共同词汇、符号和共同理解的认知能力（Cowan，Foray，1997）。在线健康社区的成员经常使用医疗词汇和特殊的词汇来进行彼此间的交流和互动。如在一个由膝盖受损病患组成的在线健康社区中，成员经常使用 D'day 来代表做手术的日子；很多在线健康社区的成员会使用从地狱到天堂来描绘在分娩过程中使用了麻醉剂后的感觉。共同语言是影响在线健康社区成员进行知识创造的一个重要因素，因为它促进了成员间的有效交流（Nahapiet，Ghoshal，1998），决定了社区成员们如何收集和评价信息（Kogut，Zander，1992）。Ancori 等人（2000）指出，编码、语言、模型是进行沟通的必要工具，他们会影响人们进行知识创造的潜在能力。在线健康社区中成员所拥有的潜在知识是通过个人经历获得的，很多情况下，这些知识很难在人与人之间进行传递。为了传递这些隐性知识，成员之间拥有共同语言是非常重要的，因为它把人与人联系了起来，成为联系不同个体的桥梁（Ancori，Bureth，Cohendet，2000；Cowan，Foray，1997）。这些共同语言中富含着象征性意义和隐喻的方法，这些都能够帮助在线健康社区的成员将自己的自身体验和感受转换为显性知识，并以大家都能够理解的方式进行表达（Nonaka，Konno，1998）。此外，共同语言也能够提高在线健康社区成员进行知识组合的能力，因为在共同语言的帮助下，社区成员能够更好地接触到其他的成员，并且从他们那里得到自己希望得到的信息。共同语言中所含有的共同知识也能够提高人们进行知识组合的能力（Nahapiet，Ghoshal，1998）。Boland 和 Tenkasi（1995）在其他研究情境下也发现共同语言对于知识组合起到了关键性作用。

6. 在线健康社区中网络密度对成员知识创造的影响

网络密度指在线健康社区成员之间存在的关系的强弱（Burt 1992）。一个高密度的网络通常表现为网络成员之间存在高度的联系性。对于在线健康社区而言，成员间通常有着相似的经历，他们通过电子邮件、个人信息、电话，甚至线下的聚会来进行交流。在彼此的交流与互动的过程中，在线健康社区成员形成了朋友关系。这些关系在传统的人与人之间交流的环境下可能难以建立。因此，一个成功的在线健康社区通常表现为是一个高密度的社会网络。一个高密度的社会网络可以促进共同价值观和规范的形成（Hanken，1978）。这些共同价值观和规范可以提高和强化成员之间的制约和惩罚（McFadyen，Semadeni，Cannella，2009）。成员间的制约和惩罚进一步可以降低成员间进行信息传递时的风险，进而可以帮助成员进行真实的自我剖析，并且促进成员彼此分享一些非常隐私的信息。这些信息对于在线健康社区的成员克服由疾病带来的困难是非常重要的。此外，在一个高密度的社会网络中，人们也非常容易获得和使用共同知识（Burt，2004；Granovetter，1973）。这些共同知识也能够促进信息的分享、信息的整合、共识的达成和问题的解决（Grant 1996；McFadyen，Semadeni，Cannella，2009）。这些都能够促进隐性知识和复杂知识的传递（Polanyi，1966）。因此，网络密度可以提高在线健康社区成员的知识外显化的知识创造行为。

此外，网络密度对于在线健康社区成员进行知识组合的知识创造也是非常重要的。因为在高密度的在线健康社区中，成员可以很容易地获得其他成员拥有的信息，因而可以将这些信息用于知识组合化的知识创造中。因此，网络密度对于知识组合化的知识创造也有一定的推动作用。但是，信息的多样化对于信息组合来讲是非常重要的（Cohen，Levinthal，1990；Nonaka，Konno，1998）。一个低密度的社会网络中存在很多结构洞，这些结构洞可以帮助成员获得多样化的新信息（Burt，2001）。Hansen（1999）也曾指出低密度的社会网络可以提高显性信息的传递与交流，因为在此时高密度社会网络中的信任、彼此间的熟悉和共同经历对于这种类型的知识传递起不到重要的影响。因此，当在线健康社区的网络密度达到一定程度后，网络密度非但不会促进成员进行知识组合的知识创造，反而会影响成员的知识组合，因为在一个高密度的社区内，成员接触到的知识是高度重复的（Burt，2001）。

7. 共同语言和成员间相互信任通过网络密度对在线健康社区成员知识创造的间接影响

社会资本的各个维度除了对在线健康社区成员的知识创造行为有着直接的影响外，还存在着间接的影响，因为学者们曾经指出社会资本的各个维度之间存在着动态的互动关系。尤其是，在线健康社区成员之间的相互信任和共同语言会提高整个社区的网络密度。首先，在线健康社区成员之间的相互信任有利于成员之间建立起紧密的联系，因为相互信任可以降低成员之间互动过程中的交易成本和不确定性（Coleman，1988；Hite，2005）。此外，在线健康社区成员之间的相互信任可以提高成员之间的忠诚度和成员对于社区的忠诚度（Parson，1970）。这些都会提高一个在线健康社区的网络密度。并且已经有学者明确提出人与人之间的相互信任是建立起紧密的相互联系的基础。其次，在线健康社区成员之间的共同语言可以促进成员之间的有效沟通，因为共同语言可以帮助成员之间达成共识（Nahapiet，Ghoshal，1998），帮助成员之间建立起恰当的沟通方式（Lee，2009）。在线健康社区成员之间的沟通进一步会促进一个高密度社区的建立。共同语言可以提高成员与其他成员进行交往和沟通的能力，进一步促进成员间紧密关系的建立。因此，在线健康社区成员间的相互信任和共同语言也可以通过网络密度来提高成员的知识创造水平，特别是他们的知识外显化和知识组合化知识创造行为。

（二）在线健康社区中移情效应对成员知识创造行为的影响

移情效应（empathy）是人与人进行交往时普遍存在的一种心理现象。Feng 等人（2003）将移情效应定义为人能够精确地感知他人的观点和情感，进而对他人的困难处境做出善意的行为的能力。也有学者将移情效应广泛地定义为将原本孤立的个体联系在一起的现象，并且提出移情作用包括四个方面：幻想、换位思考、移情关注、个人忧伤（Davis，1980；Konrath 等，2011）。幻想指人们在某种情境下产生的幻觉的倾向，例如强烈地认为自己就是小说、电影或表演中的虚拟人物。换位思考指人们能够接受其他人立场或观点的能力或者是说能够换位思考，并且设身处地地来想象如果自己是他人的话，会怎么做、怎么想、怎么感受。移情关注指人们看到他们经历的不愉快经历而产生的相应的感同身受的感觉。这也是一个人与人交往过程中普遍存在的现象，如当人们看到别人摔倒时，也会觉得自己的相应部位很不舒服。个人忧伤指因看到他人的不愉快经历而觉得不舒服或焦虑，即心理上的不愉悦（Davis，1980；Konrath 等，2011）。

在以往的社会学和心理学研究中，学者们花费了大量精力与时间来研究移情效应在人与人交往过程中的作用。学者们发现移情效应是社会帮助行为的前因。因为移情效应会使人产生认知的不平衡，从而觉得帮助他人是自己应履行的道德义务（Wilhel，Berkers，2010）。有些学者甚至通过生物学的研究方法发现移情效应产生时，人们的大脑会产生相应的生理变化。当人们实施了帮助行为后，帮助者自身也会收到一些内在回报，如减轻帮助提供者的个人忧伤（Preston，de Waal，2002）。在在线健康社区中，移情效应贯穿于社区成员的互动过程中，并对社区成员的行为产生了深远的影响（Preece，1999），如知识创造和信息共享。在移情效益的四个维度中移情关注和换位思考对在线健康社区成员的知识创造行为发挥的作用最大，因为这两个方面是以他人为导向的，而不是以自我为中心的。

1. 移情效应对在线健康社区成员知识创造的直接影响

在在线健康社区中，社区成员通过知识分享来满足其他成员对信息的需求是一种非常常见的帮助他人的行为。这些有用的信息可能来自于病患的亲身感受，如当他使用某种药物来治疗疾病的时候有什么感觉、当他们知道自己罹患了某种疾病后的情感变化等，这些都是知识外显化的知识创造行为（Nonoka，1995）。当然在很多时候，在线健康社区的成员也通过将从不同渠道得到的与疾病相关的信息进行组合和整理，以给其他成员一个更加全面的信息。这种对信息进行加工和整理的行为就是一种知识组合化的知识创造行为（Nonnoka，1995）。前期的研究表明，人与人之间的移情效应是社会帮助行为的重要驱动因素（Andreoni，Rao，201；Wilhelm，Bekkers，2010），因此在在线健康社区中，移情效应也是驱动成员进行知识创造，并通过此途径来帮助其他成员的驱动因素（赵晶，汪涛，2014）。

此外，在线健康社区成员间的移情效应是虚拟社区成员交流过程中的一个重要特征，它会帮助社区成员更好地理解其他成员的需求，如信息需求、情感支持需求（Preece，1999），因而会帮助社区成员以更恰当的手段、更有效的叙述方式将这些有用信息传递给其他成员。社区成员间的移情效应也会促使成员最大程度地进行自我揭示，因为当他们看到其他成员的不幸经历后，会产生很强烈的共鸣感，会让他们有更大的动力去努力思考自己在相同的情境下时都做了什么、想了什么。试想，如果没有移情效应的存在，在线健康社区的成员可能不会进行非常深刻的自我剖析，因为每一次回顾自己的痛苦经历也会让他们自己感到不悦。在线健康社区成员分享的自我经历等这些信息对于其他成员解决他们当前所面临的问题是非常重要的（Jayanti，Singh，2010）。

2. 在线健康社区的网络密度、成员间的相互信任和共同语言通过移情效应对成员知识创造行为的影响

在线健康社区成员间的相互信任可以降低成员间的交易成本和交易结果的不确定性，并且可以防止其他成员的投机性行为。所有这些都让在线健康社区成员不用担心其他成员会做出对其不利的行为。因此在线健康社区成员间的相互信任可以促进社区成员间的相互合作、信息交流、关注问题的披露、需要帮助意向的表达（Hite，2005；Nahapiet，Ghoshal，1998），所有的这些都是形成社区成员间移情效应的必要前提（Preston，de Waal，2002）。此外，在线健康社区成员间的相互信任的关系说明社区成员间有共同的价值观和目标，这些都会帮助社区成员更好的理解其他成员的需求、处境，因此也有利于移情效应的产生。所以，赵晶和汪涛(2014)提出在在线健康社区中成员间的相互信任是形成移情效应的重要前提因素之一(Leimeister 等,2005)。由此可见,在线健康社区成员间的相互信任可以通过成员间的移情效应来促进成员的知识创造行为。

在高密度的社会网络中,网络成员之间通常存在着强连接(strong tie),并且网络成员间具有高度的相似性,因为人以类聚,物以群分,人们通常倾向于与自己具有类似特征的他人进行交往。在线健康社区中也存在相似的现象。社区成员间有着高度的互动性是因为他们都有着相似的经历和共同的目标,即与病魔作斗争。所以他们会通过互联网的帮助聚在一起,共同讨论如何克服疾病、共同学习医疗相关的知识并且互相帮助。在线健康社区成员间的交往过程又进一步提高了他们之间的相似性(Burt 等,2013;Granovetter,1973)。这些健康社区成员间的相似性可以帮助他们更好地从对方的角度出发思考问题,这种换位思考有助于移情效应的产生。另外,在高密度的在线健康社区中,成员间通常也会彼此熟悉。他们不但知道其他成员的账号名,还了解彼此的境遇、需求和面临的问题,这也为移情效应的产生提供了必要的前提。Heinke和Louis(2009)指出在高密度社会网络中,成员具有高度相似性,因而成员彼此间也更容易产生移情效应。由此可见,在线健康社区的网络密度可以通过成员间的移情效应来促进成员的知识创造行为。

在在线健康社区中,社区成员通常会使用特定的词汇、叙述方式来描述自己的心情、经历、需求及对某一事物的看法,如他们认为某种诊治方法是否真的有效等。这些信息的分享通常会在成员间实现共鸣,并且也可以帮助其他成员更好地理解自己的思想和意图。因为共同语言的存在,这些健康社区的成员可以很容易理解其他成员希望表达的意思。另外,心情、经历、需求及对某一事物的看法都来自于在线健康社区成员的个人经历,因而是一种隐性的知识。共同语言因其自身的特性也为在线健康社区成员有效地表达这些信息提供了必要工具(Ancori 等,2000)。因此,共同语言可以帮助实现虚拟社区成员间的有效沟通(Chiu 等,2006)。Andreoni

和 Rao(2010)曾发现有效沟通是产生移情作用的必要条件。由此可见，在线健康社区成员间的共同语言可以通过成员间的移情效应来促进成员的知识创造行为。

第七章　在线健康社区成员的
共同学习及其影响因素

在线健康社区成员间的沟通和互动过程也是成员进行学习的过程。成员在互动和沟通的过程中不但学习到了与疾病相关的医疗知识，还学到了一些经验性知识。这些知识与在线健康成员从医疗工作者那里得到的医疗知识相互补充，共同提高了他们进行健康管理的能力。McColl-Kennedy 等人（2012）指出，病患之间的共同学习也是一种重要的价值共创行为。

一、实用性学习理论

首先实用性学习理论在个体层面关注人们如何进行学习并获得知识和能力。其次，实用性学习理论在集体层面强调学习是在社区参与过程中实现的，并且强调参与行为的社会和情境化含义。因此，实用性学习理论既关心学习是如何发生的，也关心人们到底学到了什么。此外，实用性学习理论将学习解释为个人经历、集体层面的询问和个体的努力的结合体（Elkjaer，2004）。实用性学习理论与四个要素紧密相关：①个人经历引发对问题的注意（假设会怎样和为什么的问题），这就推动了人们对问题解决方案和方法的探究；②在对问题答案的探索中，人们动员了个体能力和所在社群的资源；③当探索结果富有成效时，由于学习与行为存在持久联系，学习就是自动形成的并拓展到个人的行为上去；④行为又能够促进人们对新问题的观察，进一步形成反复持续的循环。实用性学习理论并没有假定人们从经验中学习是有成效的，而是详细说明哪些机制有助于这种学习的进行。

实用性学习理论与联想学习理论及以规则为基础的学习理论有着截然不同之处。联想学习理论强调了人们对环境线索和行为反应之间关系的预测。这个理论通常强调学习是一个内在的心理机制，人们通常会讨论、确定和争论这些环境线索和内在反应之间的关系（Sloman，1996；Smith，DeCoster，2000）。在消费者行为的研究中，联系学习理论通常关注非条件化刺激物如何影响品牌、刻板效应形成的过程及享受消费的过程。以规则为基础的学习理论的关注点与实用性学习理论关注点也有所不同。以规则为基础的学习理论强调个人行为，认为学习是一个内在的、由目标驱动的行为。该理论强调分析推理，揭示不同因素之间的因果关系、逻辑关系和规则之间的结构性。这些会影响人们在不同的情境下做出不同的反应。在消费者研究中，以规则为基础的学习理论通常研究消费者信息加工模式、消费者记忆、信息分类、消费者专业知识和推理的形成。

（一）经验和行为领域

Dewey（1910）指出经验是人类的行为，它与人类所处的环境之间具有象征意义的联系、交易并与该环境整合在一起。与环境进行交换意味着识别出人类行为是在社会环境和物理环境中进行的，在这些环境中，时间、空间和顺序都是不可分离的。正因如此，经历最好不被认为是人们发生了什么，而是人们如何根据事情对自己的意义而采取行动。因为时间和背景的差异性，个人经历就可能存在显著的行为反应化，既可以是有限的行为，表现为不作为或者有限范围的行为反应，也可以是扩大化的行为反应。由于能够为个人提供一系列选择，人们可以从中选择一个最合适既定环境需求的反应，所以扩大化行为是授权决策的关键特征。例如，相似的恶性淋巴癌症状可能让不同的病患产生不同的经历。有的病患可能将癌症视为一种要解决的目标并通过培养适应性行为的应对技巧（扩大化行为）来缓解病情。相反，有的病患则可能将癌症视为一种终结生命的情况，由此唤起无助和恐惧感，进而导致消极接受和不作为。还有病患的反应可能介于这两种极端情况之间，表现出更为常见的行为反应（如接受治疗）而没有细想它们对自己幸福带来的影响

（Jayanti，Singh，2010）。

　　基于 Dewey 的思想，并根据 Wittgenstein 的"知道发生了什么"和"知道如何发生"的观念，Cook 和 Brown（1999）指出人类行为体现了认识（Knowing），同时他们将认识与知识进行了区分。知识（Knowledge）被定义为所拥有物的认识化维度，涉及人们在行为中使用的抽象观点和概念及获得方法。相反，Cook 和 Brown 将认识（Knowing）定义为行为本身的一种认识论属性，所以它是行为举止的一部分，而不是行为中运用的什么东西。认识（Knowing）不是抽象的也不是概念上的，相反，它是特定的或者具体化到个人的行为上。拥有知识并不意味着认识，例如，一个有着渊博知识的人可能缺少灵活应变反应的敏感性，反之亦然（Jayanti，Singh，2010）。

　　在之前的区分基础上，实用性学习理论将学习视为一种转化个人经验（Hemetsberger，Reinhardt，2006）或者连接认识和知识（Cook and Brown，1999），进而增加经验知识累积的手段。这种知识是理性的、动态的，建立在经验基础上的。它不像概括性知识那样可以使用于任何时间、空间以及背景（Elkjaer，2004）。在医疗决策中，大部分消费者缺乏对疾病诊治方法或者治疗所需资源的科学知识（概括性知识），而医生作为专家拥有大量的医疗知识，例如关于甲状腺癌细胞和分子的基础知识，以及如何和为什么要进行不同的治疗。相反，病人则由于患病经历会拥有大量的有关疾病及诊治过程中经验知识（虽然有时候这些知识是不正确的），例如乳腺癌病患拥有大量与疾病相关的经验性知识，包括理解疾病对她造成的生理（如体重、疼痛）和心理（如癌细胞扩散的恐惧，社会耻辱等）反应，但医疗工作者可能缺少这种知识，甚至无从获得这种知识。在病患与疾病作斗争的过程中，病患不但会使用有关疾病的科学知识，也会使用一些经验性知识（Jayanti，Singh，2010）。

（二）经验的共同探究和转化

　　实用性学习理论认为经验向经验知识的转变既不是自动的也不是一定的。这种转变需要多方努力参与，并使探索机制发挥作用（Jayanti，Singh，2010）。人们与环境互动时会发现问题，这会驱使人们进行深入探究。例如，为什么我的饮食没有任何变化体重却增加了呢？为什么我在接受这个治疗之后早上起来会觉得很渴？如果我改变药物的剂量会发生什么呢？注意到需求并不意味着问题的充分形成以促进学习。相反，大部分探究始于没有理解和定义不清的问题，这些问题随后在解决过程中被反复定义和理解。从这个意义上讲，实用性学习理论将问题视为在探究过程中被不断地积极构建和修改的自由空间（Jayanti，Singh，2010）。

Dewey 将探究视为一个旨在解决问题的探索，它涉及一个系统的、严格的、受过训练的思考方式。根据 Dewey 对探究含义的详细阐述，Rodgers（2002）定义了探究的不同方面，包括：①经验本身；②当时解释；③对问题的理解；④根据各不相同的经历而产生的可能解释；⑤识别出可行的假设；⑥对被选解释进行验证。尽管由于包含范围广，探究仍是一个难以理解的概念（Cook，Brown，1999），但实用性学习理论清晰地确定出探究的不同形式。人们在理解自身经历和使用解决问题的服务时，如果缺乏（满含）对新观点的兴趣和公开性时，探究是消极的（卓有成效的）（Elkjaer，2004）。实用性学习理论强调探究的社会过程，并认为一个社区能够克服个人探究能力上的不足（Jayanti，Singh，2010）。

因此，实用性学习理论在实践社区中的一个令人激动的观点是社区能够让人们具有高探究能力，即使成员本身缺乏研究能力（Cook，Brown，1999）。社区中分散的能力可以克服单个成员的不足，这个结论在管理和教育学文献中十分常见。Nonaka（2007）追踪了丰田公司的成功经验，发现丰田公司的成功秘诀在于让员工组成知识社区，并将员工个人所知道的知识转换为集体的显性知识，这就催生了持续不断的创新。单个员工往往不大愿意从自己所知提取出有效的知识。Nonaka 的研究认为丰田的美国竞争者失去市场优势，部分原因是他们无法动员内部经验知识去推动创新。与此类似，学者们发现在教育学领域，当学生与他们的同学进行讨论，进而通过协商和整合不同观点来创造新知识时，学生们的学习更为有效。通过这种方法，还能够培养学生们在现实生活中的数学应用能力（Brown，Collins，Duguid，1989；Meltzoff 等，2009）。Kozinets 等人(2008)提出消费者社群中交流互动可以引发单个成员无法比拟的创造性。

(三)学习模式和知识使用

实用性学习理论将学习视为多种模式的行为,并且学习处于富有成效的学习和没有成效的学习这个渐变区间内(Jayanti,Singh,2010)。当当前行为中浮现的问题驱使人们进行富有成效的探究,并且人们反复将探究与他们将来行为联系起来时,或者当人们在不同时间坚持这些探究-行为联系时,一个富有成效的学习模式就产生了。在任何环境下,人们在成功地享受设施或者成功地克服问题解决过程中的挫败感上存在着显著的差异。当学习与日益增加而非被限制的情境支持相关联时,授权决策制定就可能出现。富有成效学习的一个标志就是持续的探究-行为联动,这说明从调查探究中产生的知识可以有效地应用到扩大化的行为反应上去。这并不意味着从经验中的学习就总是富有成效的。当探究是被动消极的或者不积极、惯性行为,学习就是一个不富有成效的学习模式(Dewey,1916/1944),因为消极和例行公事会限制人们的探究行为,进而限制智力行为,并最终限制了未来经历(Dewey,1916/1944)。

总的来说,实用性学习理论的结论与消费者社区高度相关:①社区能够使得个人参与有效团队探究;②将社群探究与行为指导联系起来的努力扩大了行为反应的范围和规模;③持续不断的探究-行为循环促进有效学习(Jayanti,Singh,2010)。

二、在线健康社区中的实用性学习

Jayanti 和 Singh(2010)通过网络民族志的方法研究了在线健康社区中成员的学习行为。他们发现在线健康社区成员学习行为是一种实用性学习模式,并根据他们的研究结果总结归纳出在线健康社区中成员的实用性学习模式。Jayanti 和 Singh(2010)提出在线健康社区中成员的共同学习过程包括三个环节:自我反思、提炼和探索。这三个环节之间存在互动和循环关系,在此过程中在线健康社区成员不但学习到了新的知识，并将它们用于自己问题的解决，也参与了社区内部的知识共同创造过程。知识的共同创造扩大了在线健康社区的知识库，并为下一轮知识创造奠定了基础（Jayanti，Singh，2010）。

自我反思指通过对经历的解释来形成对当前探究问题的信念和主张。在自我反思的过程中，人们会使用知识储备、自我经历、环境和所有这些要素之间的关系（Wilson，Dunn，2004）。自我反思一般包括对问题的基本性和描述性主张，其过程包括注意到症状的相似性、依赖抽象知识，并确定出差异。自我反思并不仅仅局限于当事人。在在线健康社区中，不同成员的经历并不相同，集体共同反思提升了整个社区的社会资本，进而帮助社区成员获得对问题共同理解。自我反思经常会带来新疑问的提出，或对经历产生新的质疑。例如有的在线健康社区成员在社区中将自己的诊治报告与自己的症状进行对比，并向其他成员询问自己的经历是不是普遍现象（Jayanti，Singh，2010）。

提炼（refining）被定义为通过整合他人经验与自己的经历将问题或者可能的解决方案进行重新构造、再确认、重组（Chak，2006）。提炼涉及两个或者两个以上的在线健康社区成员将自我经历的反思进行对比和确认，以促进问题的解决。由于一个人必须吸收他人的一些经验才能以易理解的方式告诉他人自己的经验，所以提炼是探究的关键性基础（Dewey，1916/1944）。正因如此，提炼就可以降低个人的理解力的限制，因为在提炼的过程中，在线健康社区成员可以利用其他成员经历的多样性，共同努力来识别经历中的不一致性和例外（Jayanti，Singh，2010）。

最后探索被定义为将可能的解释区分为未经验证的假设并开发能够产生新体验的实验或对过去的经历进行重新的解释（Rodgers，2002）。Dewey 将这种探索视为是一种通过分析和推理来解决问题的方法，他强调寻求问题多种解释方法的过程中需要大量的逻辑分析和推理，并且这些逻辑推理是规范的、受过训练的（Rodgers，

2002）。在线健康社区成员集体化地将通过自我反思和提炼形成的信念与探寻因果关系联系在一起。尽管当单个成员由于自己的认知需求而独自进行探索时，探索可能出现短路现象。但是分享和相互帮助所创造的社会利益是促使在线健康社区成员进行探寻的主要动力。

Jayanti 和 Singh（2010）发现在线健康社区中成员间存在不断增强的社会纽带。这些社会纽带有利于成员进行非限制性的自我揭示，这些有利于其他成员将自我反思和提炼、建立因果关系联系起来。在其他情境下，在自我展现过程中人们通常会努力展现理想的自我（Berg，Derlega，1987），并因此对自己的个人信息和个人形象进行粉饰。但是在在线健康社区中，成员们通常会展现真实的自我，而不进行任何美化和遮掩。在进行信息分享的时候，在线健康社区成员不会因为自己的某项不好的行为而羞于分享自己的经历，相反他们会认为这些信息对于其他成员来讲也是非常有帮助的。或者说，在线健康社区成员间的真实的自我展现是由解决问题这一目标驱动的。在线健康社区成员的这种真实的自我揭示可以促进问题的解决，因为在这个过程中成员们进行了大量的提炼和探索（Jayanti，Singh，2010）。

根据素未谋面的其他成员提供的信息制定自己的方案是一种高风险的行为。但是在线健康社区成员间的互助性、情感纽带、共同经历会为成员提供一个安全的进行学习的社会空间（Jayanti，Singh，2010）。在线健康社区中存在着高度的成员间的信任和成员间的情感纽带，因此成员们乐于接受其他在线健康社区成员的提供的解决问题的建议，并在学习的过程中提高自我效能感。随着时间的积累，在线健康社区中会有越来越多的探索，成员们也会参加更多的活动、分享更多的知识（Jayanti，Singh，2010）。富有成效的学习将探索和成员行为联系在一起，在这个过程中成员的经验转换为经验性知识。共同探索拓展了在线健康社区成员的个人行为，因为在社区中不断有新问题提出并引发集体性探索，这最终形成连续的探索-行为链（Jayanti，Singh，2010）。在线健康社区成员实用性学习模式如图 7-1 所示。

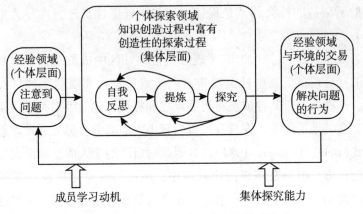

图 7-1　在线健康社区成员实用性学习模式

（来源：Jayanti，Singh，2010）

第八章 在线健康社区中成员的
知识贡献及其影响因素

在线健康社区成员的知识贡献行为指在线健康社区成员将现有的知识进行编码和整理（Watson，Hewett，2006），并在社区成员间进行共享以帮助其他成员，甚至是他们自己有效地克服疾病带来的困难（Josefsson，2005）。影响在线健康社区成员进行知识共享的因素有很多，例如社区成员对于社区的认同感、社区成员之间基于诚信和基本善意的信任及社区成员之间的互动等。

一、在线健康社区成员的社区的社会认同感对知识贡献行为的影响

社会认同感指人们往往根据自己的一些人口统计指标（如性别、年龄、受教育程度等）或自己的显著组织身份认为自己是某一团体的成员（Tajfel，Turner，1985），并将自己的兴衰荣辱都和这个团体联系起来（Ashforth，Meal，1989；Dutton 等，1994）。社会认同理论认为人的身份是由本我和社会的自我（Tajfel，Turner，1985）构成。当人们描绘自我的时候，人们不单单会描述自己的一些生理特性，还通常会超越特质性自我，把自己归于某一社会群体，体现自己的群体特征（Brewer，1991；Tajfel，Turner，1985）。这种归类会帮助人们将社会环境进行很好的排序和整理，并将自己放在一个特定的社会环境中（Turner，1985）。因此，学者们提出社会认同就是个体将自己与某一团体成员进行比较的结果，即得出结论自己是否属于某一群体，自己和群体内的成员之间有何异同。社会认同感一旦形成，人们在心理上就会把自己与所属群体的成员联

系起来，感到一种内心的亲密感。此外，人们还会把自己与这个群体的荣誉和行为紧密地联系在一起（Foote，1951；Tolman，1943）。当这个团体取得了成绩，他们也会感到光荣，相反如果这个团体出现了丑闻，他们也会感到羞耻。因此，他们乐意支持这个团体，并且为这个行为感到高兴、骄傲或者悲伤（Stryker，Serpe，1982；Turner，1982，1984）。

Zhao 等人（2013）通过网络志的研究发现，在线健康社区中成员通常对他们的社区抱有非常正面的态度，并且感到一种强烈的归属感。在线健康社区的成员通常认为他们的社区是所有成员的"家"。在这里，他们能够感到平静和友好、能够得到帮助和情感支持。很多成员在他们的社区中还同其他成员建立起朋友关系。所以有些在线健康社区的成员甚至认为每天访问他们的社区是日常生活中不可或缺的一部分。因此，他们对他们的社区有强烈的社会认同感。例如有一位在线健康社区成员曾描绘他加入一个在线健康社区后的感觉，"在这里人们相遇并像家人一样相处。在这里我们可以分享我们每天的成功和失败，去谈我们的挫败感和内心的恐惧，去记录我们的想法，去向他人展示我们的创造力和与他人交换信息"。在线健康社区成员对他们社区的那种强烈的认同感深深地影响了他们在社区中的行为。Zhao 等人（2013）研究还发现，一旦在线健康社区的成员对他们的社区产生强烈的社会认同感后他们会乐意加入社区中的价值共创行为，并与其他成员分享他们所拥有的经验性知识和医疗知识。例如一个在线健康社区成员 4 个月期间发的帖子中有一多半帖子是向其他成员分享自己所拥有的经验性知识和医疗知识。

在线健康社区成员对社区的社会认同感之所以能够影响他们在社区中的知识贡献行为是因为以下原因：当在线健康社区的成员建立起对他们社区的社会认同感后，他们会对社区整体利益和结果非常关心（Tolman，1943）。这种关心会促使社区成员通过分享自己所拥有的医疗知识和体验性知识（Ashforth，Meal，1989；Nahapiet，Ghoshal，1998）来进行互相帮助。这些分享的知识有些是他们的亲身经历，有些是他们从其他地方收集来的医疗知识（Jayanti，

Singh, 2010)。因为这些知识对所有成员都是开放的, 所以其他成员可以用这些知识来与他们的病症作斗争。例如有些在线健康社区的成员在社区中分享自己如何通过采用健康饮食的方法来控制自己的血压, 那么他们分享的这些经验对于其他成员来讲会是一种启发, 让他们也意识到其实在控制血压的过程中, 不应该单单依靠药物, 还要依靠其他的途径, 特别是健康的生活方式。在线健康社区成员在社区中分享的经验性知识对于医疗工作者来讲也是非常重要的, 因为作为医疗工作者很多时候他们并不知道病患的真实体会, 不知道病患吃了某种药物或进行了某种治疗后到底会有什么反应。在诊治的过程中, 医疗工作者一般会向病患询问这些信息, 但是由于时间所限, 他们与病患进行的沟通不会非常的详细。所以, 病患在在线健康社区中分享的经验性知识对于医疗工作者来讲也是非常重要的, 可以帮助医疗工作者提高服务质量、设计新的服务、开发新的诊治方法等(Nambisan, Nambisan, 2009)。

二、基于诚信的信任对在线健康社区成员知识贡献的影响

基于诚信的信任指在线健康社区成员认为其他成员会遵守大家都接受的价值观、规范和约束(Mayer 等, 1995)。如前面章节中提到的内容一样, 在线健康社区成员在社区中分享的很多知识都是成员对于忌讳的看法、自己的亲身经历、自己的情感变化等(Leimeister 等, 2005)。这些信息是非常敏感的, 但是对于病患与病魔作斗争来讲却是非常重要的(Jayanti, Singh, 2010)。当在线健康社区成员间存在基于诚信的信任时, 成员乐意与其他成员进行互动和交流(Nahapiet, Ghoshal, 1998), 因为他们不需要担心其他成员的机会性行为、不担心其他成员会故意损害他们的利益(Blau, 1964; Jarillo, 1988)。因此, 他们会非常乐意同其他成员去分享这些有用的信息。所以, 在线健康社区成员间基于诚信的信任会提高成员的知识贡献水平。此外, 当成员间存在基于诚信的信任时, 成员间的互动水平会大幅提高。当成员间的互动水平提高后, 成员就

很容易建立对社区的社会认同感（Ashforth，Meal，1989；Turner，1984）。所以，在线健康社区成员间的基于诚信的信任会通过提高成员的社会认同感来间接地影响成员的知识贡献水平。

三、基于善意的信任对在线健康社区成员知识贡献的影响

在线健康社区中成员间基于善意的信任反映了在线健康社区成员对其他成员的期望。在线健康社区的成员会期望其他成员真诚地关心他们的利益和福利，并且这种关心是相互的（Dirks，Ferrin，2002；Mayer 等，1995；McAllister，1995）。当在线健康社区成员间存在基于善意的诚信时，成员对其他成员的个人需求会非常地敏感，甚至会认为其他成员面临的问题就是他们自己的问题（Holmes，Rempel，1989；McAllister，1995）。他们会尽全力去互相帮助（Holmes，Rempel，1989），如提供情感支持、分享医疗知识、分享个人经历等。因此，在线健康社区成员间的基于善意的信任会提高社区成员的知识贡献水平。此外，在线健康社区成员之间存在的基于善意的信任可以提高社区成员的社会认同感，因为成员间存在的基于善意的诚信可以提高整个社区的凝聚力，这种凝聚力进一步会促进社区内社会认同感的形成（Ashforth，Meal，1989；Turner，1984）。所以，在线健康社区成员间基于善意的诚信也通过社区成员的社会认同感间接地影响他们的知识贡献行为。

四、共同愿景对在线健康社区成员知识贡献的影响

在线健康社区中共同愿景反映了成员的共同目标和成员拥有的强烈愿望（Tsai，Ghoshal，1998）。在线健康社区成员加入他们的社区都希望能够克服由疾病带来的困难（Josefsson，2005）。这个共同的愿景把原来不认识、分散的病患联系在一起，并且影响着他们相互交流的方式和方法。在彼此交流中，共同愿景会提高他们之间的相互理解，并且鼓励成员进行资源交换（Tsai，Ghoshal，1998）。有

学者曾经提出，共同愿景能够将人们聚集在一起，并使合作成为可能（Cohen，Prusak，2001）。在在线健康社区中，这种合作表现形式之一就是成员对于社区的知识贡献。因此，在线健康社区成员间的共同愿景能够提高在线健康社区成员的知识贡献水平。此外，在线健康社区成员间的共同愿景能够促进成员社会认同感的形成，因为它能够促使一个团体的形成，而团体存在的一个标志就是成员对团体有社会认同感。因此，在线健康社区成员间的共同愿景可以通过促进社会认同感的形成来影响成员知识贡献水平。

五、共同语言对在线健康社区成员知识贡献的影响

在线健康社区成员间的共同语言也能够提高成员的知识贡献水平。在线健康社区成员间的共同语言能够提高成员间的相互理解（Nahapiet，Ghoshal，1998），能够促进成员间恰当的交谈方式和行为方式的建立（Lee，2009）。这些都能够提高成员进行交流和活动时的效率和效果。在线健康社区成员间有效率的沟通和交流能够让他们更加有效地进行信息和资源的分享。因此，在线健康社区成员间的共同语言可以提高成员知识贡献水平。此外，在线健康社区成员间的有效沟通有利于一个高度凝聚力的社区的形成（Watson，Papamarcos，2002），而在一个高度凝聚的社区中成员通常具有高度的社会认同感（Ashforth，Meal，1989；Turner，1984）。因此，在线健康社区成员间的共同语言也可以通过社会认同感的提高而促进成员进行知识贡献。

六、移情效应对在线健康社区成员知识贡献的影响

移情效应可以促使在线健康社区成员进行知识贡献。当在线健康社区成员具有较高移情效应水平时，他们能够从其他成员的角度出发思考问题，能够对其他成员的不幸遭遇感同身受。在很多时候，其他成员的求助和不幸经历的陈述会让成员产生一种内在的移情关注，会让成员去思考如何来帮助其他成员，他们会回忆和思考

自己有没有类似的经历、经验，也会去积极主动地想怎样才能够帮助这些成员改变痛苦的现状等。在线健康社区中的知识贡献是一种成员间的互助行为。这些有用的信息可能是自我经历也可能是一些医药知识。前期研究表明移情效应可以促进人与人之间的帮助行为（Underwood，Moore，1982）和为其他同伴提供支持（Trobst 等，1994）。移情效应中的移情关注在成员知识贡献过程中起着尤为重要的作用，因为它可以促使成员进行更大程度的自我剖析（Davis 等，1985）。

第九章 在线健康社区成员的成员身份维持意愿及其影响因素

在线健康社区成员的成员身份维持意愿指成员们乐意经常访问他们的在线健康社区，并且参与社区的活动(Zhao 等，2013；Zhao 等，accepted)。对于绝大多数在线健康社区成员来讲，他们罹患的多是慢性病、危及生命的疾病，或者是一些让他们无法自理的病症(Cline，1999)。因为罹患病症的特殊性和严重性，他们的困难境遇很难在短期之内改变。加入一些在线健康社区使他们觉得在与病魔作斗争的过程中，他们不再是孤军奋战，让他们觉得其实有很多人和他们一样在坚强地与病魔作斗争，因而加入在线健康社区使病患有更大的勇气去面对这些病症及其带来的困难。在线健康社区成员维持他们的成员身份也是一种价值共创的行为，因为长期拥有一个在线健康社区的成员身份会让他们参与到社区内的各种活动及成员间的互动中。在线健康社区成员间的互动过程也是价值共创的行为和过程。

一、在线健康社区成员的社会认同感对成员身份维持意愿的影响

在线健康社区的成员加入社区后通常可以得到其他成员的关心与关怀，并且可以得到其他成员对他们的鼓励，及他们所需要的与疾病相关的知识和信息。这些鼓励、关怀、知识和信息对于在线健康社区成员与病魔作斗争是非常重要的，因为这让他们拥有信心和意愿去克服当前由疾病带来的困难处境。有位在线健康社区成员曾经表示："在线健康社区中的其他成员能够理解我的境遇和感受。

他们帮助我理解我的病症。在这里我也帮助其他成员度过困难的时期并且让他们知道他们并不孤独。对我来讲在线健康社区是我的第二个家"(Zhao等, accepted)。在线健康社区成员对于社区的社会认同感会让他们产生对社区高度忠诚(Ashforth, Meal, 1989), 会让他们"沉浸"于在线健康社区的互爱的氛围中。因此, 在线健康社区成员的社会认同感可以提高成员的成员身份维持意愿。

二、在线健康社区成员的知识创造对成员身份维持意愿的影响

在线健康社区成员通过知识创造进行相互帮助可以在集体层面和个人层面提高成员的成员身份维持意愿。在集体层面, 在线健康社区成员间的相互帮助可以提高整个社区的凝聚力, 这会降低成员离开在线健康社区的可能性(George, Bettenhausen, 1990; Kidwell, Mossholder, Bennett, 1997)。此外, 在线健康社区成员进行的知识创造是一种亲社会的行为, 因为他们进行知识创造的目的是为了帮助其他成员更好地了解病症或为其他成员提供社会支持。在线健康社区成员的这种亲社会行为说明他们对于这个社区有正面的态度和情感(Clark, Isen, 1982)。这种正面的态度和情感可以缩短在线健康社区成员与社区间的心理距离(Rosenhan, Underwood, Moore, 1974), 这会进一步降低他们离开社区的可能性。从个人层面来讲, 参加帮助行为可以让参与帮助的双方都产生正面情感。正面情感可以强化成员间的相互义务感知, 这也可以提高在线健康社区成员的成员身份维持意愿(Mossholder, Settoon, Henagan, 2005)。因此, 在线健康社区成员的知识创造行为可以提高他们的成员身份维持意愿。

三、在线健康社区成员间的信任对成员身份维持意愿的影响

当在线健康社区成员间存在相互信任时, 他们彼此之间通常会

有共同的愿景和共同的价值观。共同的愿景和共同价值观会推动在线健康社区成员保持和其他成员之间的关系(Barber，1983)，并继续与他们进行互动和交流。此外，成员间的相互信任还可以降低成员间互动时的成本、风险和不确定性。因此，彼此信任的成员更乐于进行相互交流和相互帮助，这就降低了他们离开在线健康社区的可能性(Morgan，Hunt，1994)。因此，在线健康社区成员间的相互信任能够提高成员间的互动水平、强化他们继续成员身份的意图。Zhao 等人(2013)研究发现在线健康社区成员间的基于认知的信任和基于情感的信任都能够提高成员的成员身份维持意愿。此外，Zhao 等人(2013)研究还发现在线健康社区成员间基于诚信的信任可以提高成员维持成员身份的意愿。成员间的共同愿景和基于善意的信任通过成员的社会认同感间接地影响成员的成员身份维持意愿。

参 考 文 献

[1] Adler, P. S., Kwon, S. (2002) "Social capital: prospects for a new concept", Academy of Management Review, 27 (1), pp. 17-40.

[2] Alavi, M., Leidner, D. E. (2001) "Knowledge management and knowledge management systems: conceptual foundations and research issues", MIS Quarterly, 25(1), pp. 107-136.

[3] Ancori, B., Bureth, A., Cohendet, P. (2000) "The economics of knowledge: the debate about codification and tacit knowledge", Industrial and Corporate Change, 9(2), pp. 255-287.

[4] Andreoni, J., Rao, J. M. (2010) "The power of asking: how communication affects selfishness, empathy, and altruism", Journal of Public Economics, 95(7/8), pp. 513-520.

[5] Arrow, K. J. (1974) "The limits of organization", New York: Norton.

[6] Ashforth, B. E., Mael, F. (1989) "Social identity theory and the organization", Academy of Management Review, 14(1), 20-39.

[7] Barber B. (1983) "The logic and limits of trust", New Brunswick: Rutgers University Press.

[8] Berg, J. H., Derlega, V. J. (1987) "Themes in the study of self-disclosure", in Self-Disclosure: Theory, Research, and Therapy. V. J. Derlega, J. H. Berg, New York: Plenum, pp. 1-8.

[9] Blau, P. (1964) "Exchange and Power in Social Life", New York: Wiley.

[10] Boissevain, J. (1974) "Friends of friends", Oxford: Basil

Blackwell.

[11] Boland, R. J. , Tenkasi, R. V. (1995) "Perspective making and perspective taking in communities of knowing", Organization Science, 6(4) , pp. 350-372.

[12] Bourdieu, P. (1986) "The forms of capital," in Handbook for Theory and Research for the Sociology of Education, John. G. Richardson. New York: Greenwood Press, pp. 241-258.

[13] Bouty, I. (2000) "Interpersonal and interaction influences on information resource exchanges between r&d researchers across organization boundaries," Academy of Management Journal, 43 (1) , pp. 50-65.

[14] Brown, J. , Collins, A. , Duguid, P. (1989) "Situated cognition and the culture of learning", Educational Researcher, 18 (January) , pp. 32-42.

[15] Burt, R. S. (1992) "Structural holes", Cambridge: Harvard University Press.

[16] Burt, R. S. (2001) "Structural holes versus network closure as social capital," in Social Capital, Cook K. Lin and Ronald Burt, eds. New York: Aldine de Gruyter, pp. 31-56.

[17] Burt, R. S. (2004) "Structural holes and good ideas", The American Journal of Sociology, 110 (2) , pp. 349-399.

[18] Burt, R. S. , Kilduff, M. , Tasselli, S (2013) "Social network analysis: foundations and frontiers on advantage ", Annual Review of Psychology, 64(1) , pp. 527-547.

[19] Chak, A. (2006) "Reflecting on the self: an experience in a preschool", Reflective Practice, 7 (1) , pp. 31-41.

[20] Chen, I. Y. L. (2007) " The factors influencing members' continuance intentions in professional virtual communities—a longitudinal study", Journal of Information Science, 33(4) , pp. 451-467.

[21] Chiu, C. , Hsu, M. , and Wang, E. T. G (2006) "Understanding

Knowledge Sharing in Virtual Communities: An Integration of Social Capital and Social Cognitive Theories". Decision Support Systems, 42(3), pp. 1872-1888.

[22] Cicourel, A. V. (1973) "Cognitive Sociology ", Harmondsworth: Penguin Books.

[23] Clark, M. S., Isen, A. M. (1982) "Toward understanding the relationship between feeling states and social behavior," in Cognitive Social Psychology, Albert H. Hastorf and Alice M. Isen, eds. New York: Elsevier North Holland, pp. 73-108.

[24] Cline, R. J. W. (1999) "Communication in social support groups," in Frey, L., Gouran, D., Poole, S., Handbook of Small Group Communication, Sage, Thousand Oaks, CA, pp. 516-538.

[25] Cohen, W. M., Levinthal, D. A. (1990) "Absorptive capacity: a new perspective on learning and innovation", Administrative Science Quarterly, 35 (1), pp. 128-152.

[26] Cohen, D., Prusak, L. (2001) "In good company: how social capital makes organizations work", Boston, MA: Harvard Business School Press.

[27] Collins, C. J., Smith, K. G. (2006) "Knowledge exchange and combination: the role of human resource practices in the performance of high-technology firms", Academy of Management Journal, 49 (3), pp. 544-560.

[28] Coleman, J. S. (1988) "Social capital in the creation of human capital", The American Journal of Sociology, 94, pp. S95-S120.

[29] Coleman, J. S. (1990) "Foundations of social theory", Cambridge: Harvard University Press.

[30] Cook, S. D. N., Brown, J. S. (1999) "Bridging epis-temologies: the generative dance between organizational knowledge and organizational knowing", Organization Science, 10 (4), pp. 382-400.

[31] Cowan, R. , Foray, D. (1997) "The economics of codification and the diffusion of knowledge", Industrial and Corporate Change, 6 (3) , pp. 595-622.

[32] Davis, M. (1980) "A multidimensional approach to individual differences in empathy", JSAS Catalog of Selected Documents in Psychology, 10, 85.

[33] Davis, M. H. , Franzoi, S. L. , Wellinger, P. (1985) "Personality, social behavior, and loneliness", in the 93rd annual convention of the American, and Los Angeles psychological association, CA.

[34] Day, R. E. (2005) "Clearing up 'implicit knowledge': implications for knowledge management, information science, psychology, and social epistemology", Journal of the American Society for Information Science and Technology, 56 (6) , pp. 630-635.

[35] Dewey, J. (1910) "How he think: a restatement of the relation of reflection thinking to the education process", Lexington, MA: Heath.

[36] Dewey, J. (1916/1944) "Democracy and education", New York: Fress Press.

[37] Dirks, K. T. , Ferrin, D. L. (2002) "Trust in leadership: meta-analytic findings and implications for research and practice", Journal of Applied Psychology, 87(4) , pp. 611-628.

[38] Elkjaer, B. (2000) "Organizational learning: the 'third way'", Management Learning, 35 (December) , pp. 419-434.

[39] Feng, J. , Lazar, J. , Preece, J. , (2003) "Interpersonal trust and empathy online: a fragile relationship", Short Paper, Extended Abstracts (CD-ROM).

[40] Finn, J. , Lavitt, M. (1994) "Computer-based self-help groups for sexual abuse survivors", Social Work With Groups, 17(1) , pp. 21-46.

[41] Fukuyama, F. (1995) "Trust: social virtues and the creation of prosperity", London: Hamish Hamilton.

[42] George, J. M., Bettenhausen, K. (1990) "Understanding prosocial behavior, sales performance, and turnover: a group-level analysis in a service context", Journal of Applied Psychology, 75(6), pp. 698-709.

[43] Granovetter, M. S. (1973) "The strength of weak ties", The American Journal of Sociology, 78(6), pp. 1360-1380.

[44] Grant, R. M. (1996) "Toward a knowledge-based theory of the firm", Strategic Management Journal, 17, pp. 109-122.

[45] Haken, H, Ivan Snehota (1995) "Developing relationships in business networks", London: Routledge.

[46] Haken, H. (1978) "Synergetics: nonequilibrium phase transitions and self-organization in physics, chemistry, and biology", Berlin: Springer.

[47] Hall, H., Graham, D. (2004) "Creation and recreation: motivating collaboration to generate knowledge capital in online communities", International Journal of Information Management, 24 (3), pp. 235-246.

[48] Hansen, M. T. (1999) "The search-transfer problem: the role of weak ties in sharing knowledge across organization subunits", Administrative Science Quarterly, 44(1), pp. 82-111.

[49] Heinke, M. S., Louis, W. R (2009) "Cultural background and individualistic-collectivistic values in relation to similarity, perspective taking, and empathy", Journal of Applied Social Psychology, 39(11), pp. 2570-2590.

[50] Hemetsberger, A., Reinhardt, C. (2006) "Learning and knowledge-building in opean-source communities: a social-experiential approach", Management Learning, 37 (June), pp. 187-214.

[51] Hite, J. M. (2005) "Evolutionary processes and paths of

relationally embedded network ties in emerging entrepreneurial firms", Entrepreneurship: Theory & Practice, 29 (1) , pp. 113-144.

[52] Holmes, J. G. , Rempel, J. K. (1989) "Trust inclose relationships", In Hendrick, C. (Eds) , Close Relationships, Sage, Newbury Park, CA, pp. 187-220.

[53] Inkpen, A. C. , Tsang, E. W. K. (2005) "Social capital, networks, and knowledge transfer", Academy of Management Review, 30(1) ,pp. 146-165.

[54] Jarillo,C. J. (1988) "On strategic networks", Strategic Management Journal, 9(1) ,pp. 31-41.

[55] Jayanti, R. K. ,Singh, J. (2010) "Pragmatic learning theory: an inquiry-action framework for distributed consumer learning in online communities", Journal of Consumer Research, 36 (6) , pp. 1058-1081.

[56] Josefsson, U. (2005) "Coping with illness online: the case of patients' online communities", The Information Society: An International Journal, 21(2) ,pp. 133-141.

[57] Kang, M. ,Kim, Y. (2010) "A multilevel view on interpersonal knowledge transfer," Journal of the American Society for Information Science and Technology, 61(3) ,pp. 483-494.

[58] Kidwell, R. E. , Mossholder, K. W. , Bennett, N. (1997) " Cohesiveness and organizational citizenship behavior: a multilevel analysis using work groups and individuals", Journal of Management, 23(6) ,pp. 775-793.

[59] Kleijnen, M. , Lievens, A. , Ruyter, K. ,Wetzels, M. (2009) "Knowledge creation through mobile social networks and its impact on intentions to use innovative mobile services", Journal of Service Research, 12(1) ,pp. 15-35.

[60] Kogut, B. ,Zander, U. (1992) "Knowledge of the firm, combinative capabilities, and the replication of technology", Organization

Science, 3(3), pp. 383-397.

[61] Konrath, S. H., O'Brien, E. H., Hsing, C. (2011) "Changes in dispositional empathy in American college students over time: a meta-analysis", Personality and Social Psychology Review, 15 (2), pp. 180-198.

[62] Kozinets, R. V., Hemetsberger, A., Schau, H. J. (2008) "The wisdom of consumer crowds: collective innovation in the age of networked marketing", Journal of Macromarketing, 28 (December), pp. 339-354.

[63] Krackhardt, D. (1992) "The strength of strong ties", in Networks and Organizations: Structure, Form and Action, Nithin Nohria and Robert G. Eccles, eds. Boston: Harvard Business School Press, pp. 216-239.

[64] Lee, R. (2009) "Social capital and business and management: setting a research agenda", International Journal of Management Reviews, 11(3), pp. 247-273.

[65] Leimeister J. M., Ebner, W., Krcmar, H. (2005) "Design, implementation, and evaluation of trust-supporting components in virtual communities for patients", Journal of Management Information System, 21(4), pp. 101-135.

[66] Leonard, D., Sensiper, S. (1998) "The role of tacit knowledge in group innovation", California Management Review, 40(3), pp. 112-132.

[67] Levin, D. Z., Cross, R. (2004) "The strength of weak ties you can trust: the mediating role of trust in effective knowledge transfer", Management Science, 50(11), pp. 1477-1490.

[68] Ma, M., Ritu, A (2007) "Through a glass darkly: information technology design, identity verification, and knowledge contribution in online communities", Information Systems Research, 18(1), pp. 42-67.

[69] Machlup, F. (1983) "Semantic quirks in studies of information",

in The Study of Information: Interdisciplinary Messages, Fritz Machlup and Una Mansfield. New York: Wiley, pp. 641-671.

[70] Madhavan, R. , Grover, R. (1998) "From embedded knowledge to embodied knowledge: new product development as knowledge management", Journal of Marketing, 62(4), pp. 1-12.

[71] Mayer, R. C. , Davis, J. H. , Schoorman, D. F. (1995) "An integrative model of organizational trust", Academy journal of Management Review, 20(3) ,pp. 709-734.

[72] McAllister, D. J. (1995) "Affect and cognition-based trust as foundations for interpersonal cooperation in organizations", Academy of Management Journal, 38(1) ,pp. 24-59.

[73] McColl-Kennedy, J. R. , Vargo, S. L. , Dagger, T. S. , Sweeney, J. C. and van Kasteren, Y. (2012) "Health care customer value cocreation practice styles", Journal of Service Research, 15(4), pp. 370-389.

[74] McFadyen, M. A. , Semadeni, M. , Cannella, J. A. A. (2009) "Value of strong ties to disconnected others: examining knowledge creation in biomedicine", Organization Science, 20 (3) ,pp. 552-564.

[75] Meltzoff, A. N. , Kuhl, P. K. , Movellan, J. , Sejnowski, T. (2009) "Foundation for a new science of learning", Science, 325 (July) ,pp. 284-288.

[76] Merton, R. K. (1968) "Social theory and social structure", New York: Free Press.

[77] Morgan, R. M. , Hunt, S. D. (1994) "The commitment-trust theory of relationship marketing", Journal of Marketing, 58 ,pp. 20-38.

[78] Mossholder, K. W. , Settoon, R. P. ,Henagan, S. C. (2005) "A relational perspective on turnover: examining structural, attitudinal, and behavioral", Academy of Management Journal, 48(4), pp. 607-618.

［79］Nambisan, S. , Baron, R. A. （2010）"Different roles, different strokes: organizing virtual customer environments to promote two types of customer contributions", Organization Science, 21（2）, pp. 544-572.

［80］Nambisan, P. , Nambisan, S. （2009）"Models of consumer value cocreation in health care", Health Care Management Review, 34 （4）, pp. 344-354.

［81］Nahapiet, J. , Ghoshal, S. （1998）"Social capital, intellectual capital, and the organizational advantage", Academy of Management Review, 23（2）, pp. 242-266.

［82］Narayan, Deepa （1999）"Bonds and bridges: social capital and poverty," （accessed November 24, 2010）, http://info. worldbank. org/etools/docs/library/9747/narayan. pdf.

［83］Nebus, J. （2006）"Building collegial information networks: a theory of advice network generation," Academy of Management Review, 31（3）, pp. 615-637.

［84］Nonaka, I. （1991）"The knowledge-creating company", Harvard Business Review, 69 （6）, pp. 96-104.

［85］Nonaka, I. （1994）"A dynamic theory of organizational knowledge creation", Organization Science, 5（1）, pp. 14-37.

［86］Nonaka, I. , Konno, N. （1998）"The concept of 'ba': building a foundation for knowledge creation", California Management Review, 40（3）, pp. 40-54.

［87］Nonaka, I. , Takeuchi, H. （1995）"The knowledge creating company", New York: Oxford University Press.

［88］Nonaka, I. （2007）"The knowledge-creating Company", Harvard Business Review, 85 （July/August）, pp. 162-171.

［89］Nonaka, I. , Krogh Georg von （2009）"Tacit knowledge and knowledge conversion: controversy and advancement in organizational knowledge creation theory", Organization Science, 20（3）, pp. 635-652.

[90] Nonnecke, B. , Preece, J. （2000）"Lurker demographics: counting the silent", in Proceedings of the SIGCHI Conference on Human Factors in Computing Systems, The Netherlands: ACM.

[91] Nonnecke, B. ,Preece, J. （2003）"Silent respondents: getting to know lurkers better", In From Usenet to CoWebs: Interacting with Social Information Spaces, Danyel Fisher and Christopher Lueg, eds. London: Springer, pp. 110-132.

[92] Ouchi, William G. （1980）"Markets, bureaucracies, and clans", Administrative Science Quarterly, 25(1), pp.129-141.

[93] Orr, J. E. （1990）"Sharing knowledge, celebrating identity: community memory in a service culture", in Collective Remembering, David Middleton and Derek Edwards. London: Sage, pp. 169-189.

[94] Parson, T. （1970）"Research with human subjects and the 'professional complex'". in Experimentation with human subjects, Freund PA. New York: George Braziller,pp. 116-151.

[95] Phelps, C. C. （2010）"A longitudinal study of the influence of alliance network structure and composition on firm exploratory innovation", Academy of Management Journal, 53 (4), pp. 890-913.

[96] Polanyi, M. （1966）"The tacit dimension", Chicago: The University of Chicago Press.

[97] Polanyi, M. （1967）"The Tacit Dimension", Garden City: Doubleday.

[98] Portes, A. （1998）"Social capital: its origins and applications in modern sociology", Annual Review of Sociology, 24,pp.1-24.

[99] Preece, J. （1999）"Empathic communities: balancing emotional and factual communication", Interacting With Computers, 12,pp.63-77.

[100] Preece, J. , Maloney-Krichmar, D. （2003）"Online communities: focusing on sociability and usability", in Human-

Computer Interaction Handbook: Fundamentals, Evolving Technologies and Emerging Applications, Julie A. Jacko, Andrew Sears. Mahwah: Lawrence Erlbaum Associates, pp. 596-620.

[101] Preston, S. D., de Waal, F. B. M. (2002) "Empathy: its ultimate and proximate bases", Behavioral and Brain Sciences, 25(1), pp. 1-71.

[102] Putnam, R. (1995) "Bowling alone: America's declining social capital", Journal of Democracy, 6 (1), pp. 65-78.

[103] Putnam, R. D., Leonardi, R., Nanetti, R. Y. (1993) "Making democracy work: civic traditions in modern Italy", Princeton: Princeton University Press.

[104] Reagans, R., McEvily, B. (2003) "Network structure and knowledge transfer: the effects of cohesion and range", Administrative Science Quarterly, 48(2), pp. 240-267.

[105] Rodgers, C. (2002) "Defining reflection: another look at John dewey and reflective thinking", Teachers College Record, 104 (June), pp. 842-866.

[106] Rosenhan, D. L., Unerwood, B., Moore, B. (1974) "Affect moderates self-gratification and altruism", Journal of Personality and Social Psychology, 30(4), pp. 546-552.

[107] Scott, J. (1991) "Social network analysis: a handbook", London: Sage.

[108] Sloman, S. A. (1996) "The empirical case for two systems of reasoning", Psychological Bulletin, 119(January), pp. 3-22.

[109] Smith, E. R., DeCoster, J. (2000) "Dual-process models in social and cognitive psychology: conceptual integration and links to underlying memory systems", Personality and Social Psychology Review, 4 (March), pp. 108-131.

[110] Sykes, T., Venkatesh, V., Gosain, S. (2009) "Model of acceptance with peer support: a social network perspective to

understand employees' system use", MIS Quarterly, 33 (2),
pp. 371-393.

[111] Steinmueller, W. E. (1999) "Do information and commu-
nication technologies facilities 'codification' of knowledge?",
3rd TIPIK Workshop, April, Strasbourg.

[112] Tichy, N. M., Tushman, M. L., Fombrun, C. (1979) "Social
network analysis for organizations", Academy of Mana-gement
Review, 4(4), pp. 507-519.

[113] Tolman, E. C. (1943) "Identification and the post-war world",
The Journal of Abnormal and Sociai Psychology, 38(2), pp. 141-
148.

[114] Tsai, W., Ghoshal, G. (1998) "Social capital and value creation:
the role of intrafirm networks," Academy of Management Journal,
41(4), pp. 464-476.

[115] Turner, J. C. (1984) "Social identification and psychological
group formation", in Tajfel, H. (Eds), The Social Dimension:
European Developments in Social Psychology, Cambridge
University Press, Cambridge, England, pp. 518-538.

[116] Wasko, M. M., Faraj, S. (2005) "Why should i share?
Examining social capital and knowledge contribution in electronic
networks of practice", MIS Quarterly, 29(1), pp. 35-57.

[117] Watson, S., Hewett, K. (2006) "A multi-theoretical model of
knowledge transfer in organizations: determinants of knowledge
contribution and knowledge reuse", Journal of Management
Studies, 43(2), pp. 141-173.

[118] Suler, J. (2004) "The online disinhibition effect," Cyber-
Psychology & Behavior, 7(3), pp. 321-326.

[119] Wasko, M. M., Faraj, S., Teigland, R. (2004) "Collective
action and knowledge contribution in electronic networks of
practice", Journal of the Association for Information Systems, 5
(11/12), pp. 493-513.

［120］Wasserman, S., Faust, K. (1994) "Social network analysis: method and applications", Cambridge: Cambridge University Press.

［121］White, M., Dorman, S. M. (2001) "Receiving social support online: implications for health education", Health Education Research, 16(6), pp. 693-707.

［122］Wilhelm, M. O., Bekkers, R. (2010) "Helping behavior, dispositional empathic concern, and the principle of care", Social Psychology Quarterly, 73, pp. 11-32.

［123］Wilson, T., Dunn, E. W. (2004) "Self-knowledge: its limits, value, and potential for improvement", Annual Review of Psychology, 55(January), pp. 493-518.

［124］Yli-Renko, H., Autio, E., Sapienza, H. J. (2001) "Social capital, knowledge acquisition, and knowledge exploitation in young technology-based firms", Strategic Management Journal, 22(6/7), pp. 587-613.

［125］Zhao, J., Wang, T., Fan, X. C. (2013) "Patient value co-creation in online health community: the effect of social identity on knowledge contribution and membership continuance intention", Journal of Service Management.

［126］Zhao, J., Ha, S., Widdows, R. (2013) "The influence of social capital on knowledge creation in online health community", Journal of Information Technology and Manage-ment.

［127］赵晶,汪涛. 社会资本、移情效应与虚拟社区成员的知识创造. 管理学报,2014(11).